だいわ文庫

アレルギーの9割は腸で治る！

クスリに頼らない免疫力のつくり方

藤田紘一郎

大和書房

プロローグ
日本人の約30％がアレルギー持ち！

現在は日本人の約30％がアトピー性皮膚炎や気管支ぜんそく、花粉症、食物アレルギーなどアレルギー性の病気を持っていると言われています。アレルギー病は、ここ20年で急激に増えてきています。

とくに子どもたちにその傾向が顕著に見られ、「9歳までの子どもの40％が、何らかのアレルギー症状に苦しんでいる」というデータがあるほどです。

道行く人たちに「何かアレルギーはありますか？」と尋ねたら、おそらく十人中三〜四人の人から、

「春になると、鼻がグシュグシュ。花粉症なんです」

「子どものアトピーがなかなか良くならなくて」

「ぜんそくなんです」

「突然、蕎麦アレルギーになってしまいました」

といった言葉が返ってくるのではないでしょうか。

「これから生まれてくる子どもの二人に一人が、アトピーやぜんそくに悩む時代になった」とも言われています。

なぜ、これほどまでにアレルギーが増えたのでしょうか。

みなさんのなかには「アレルギーという言葉はさまざまな症状に使われて、使い方が混乱している」と思っている人が多いと思います。

確かに各種アレルギーはそれぞれ、原因となる物質や、症状の現れる場所が異なります。そういう意味では、個々のアレルギー病は別の病気のように見えます。

けれども、アレルギーが起こる仕組みは、実は全部同じなのです。

たとえるなら、お茶のようなものです。お茶の木そのものは1種類で、その葉っぱが製法によって緑茶になったり、紅茶になったり、烏龍茶になったりします。もちろん一口にお茶の木といっても、植物分類学的には多くの種類がありますが、「緑茶の木」とか「紅茶の木」といった木はありません。

それと同じで、アレルギーにはいろいろな種類・症状がありますが、「人間の体内で起こっていること」自体は同じなのです。

本書では、そのアレルギーの仕組みを明らかにし、治すための方法と生活についてまとめてみました。

アレルギーが西洋医学的アプローチだけで解決できないことは、すでに証明されています。

西洋医学が生み出したステロイドをはじめとする薬は、一時的に症状を和らげる対症療法にすぎず、なかなか根治には至りません。アレルギーに悩む方なら誰もが実感していることです。

だから、西洋医学ばかりに頼らずに、生活習慣から免疫システムに直接アプローチして、免疫力を高めていくことが必要なのです。

清潔志向のいきすぎや、体によくない食事などが自分の免疫力を落とすと知っていただくことで、少しでもみなさんのアレルギー症状が改善するよう、具体的な内容を心がけました。

本書を通して、アレルギーが発症する仕組みを明らかにするとともに、どんなアレルギーにも、ひいてはガンにも勝つ免疫力をつける方法をお伝えしていきたいと思います。

「アレルギーは治る！」——それが、私からのメッセージです。

二〇一一年　二月

藤田紘一郎

アレルギーの9割は腸で治る！——クスリに頼らない免疫力のつくり方

もくじ

プロローグ
日本人の約30%がアレルギー持ち！ 3

1章 アレルギーは「現代病」である

'60年代から急速に増加したアレルギー
花粉症は突然始まった！ 16
西ドイツと東ドイツのアレルギー発症率は大きく違う 18
なぜ、急速にアレルギーが増えたのか？ 19

キレイ社会の落とし穴
洗いすぎると肌が荒れる 22
抗菌・除菌グッズは肌に悪い？ 26

ウォシュレットが「膣炎」や「早産」を誘発する！　28
「お尻が痛い」と言う男性が増えたワケ　31
「清潔信仰」はカネになる　34
自然と共生してきた日本の暮らし
西洋医学は「虫」を排除することで発展した　37
「虫」は生きるのをラクにしてくれる！　38
日本人の60％以上が〝虫持ち〟だった！　40
アレルギーのない環境とは？
幼い頃に身につけた免疫力　43
お腹のなかは回虫だらけ！　45
楽しみだった「回虫駆除デー」　46
スギ花粉は昔のほうが多かった！　49

2章　バイ菌はアレルギーに効く万能薬⁉

母乳はアレルギーの発症を防ぐ!
動物の赤ちゃんはなぜ母親の便をなめるのか 54
無菌で育てられた赤ちゃんは弱くなる? 56
アレルギーになりやすい体質は遺伝する。しかし…… 58
子どもを過保護に育てると、免疫力が下がる
長男・長女はアレルギーになりやすい 60
早くから保育園に預けられた子どもは強くなる! 63
子どものアレルギーを予防する食事のルール 64
泥んこ遊びのススメ 66
アレルギーと予防接種
BCGを受けた子どもは免疫力が高い 69
抗生物質が免疫力を落とす! 71
私の〝人体実験〟の成果
土壌菌を飲んで、元気百倍! 74

15年共生したサナダムシ　75

3章 腸が荒れるとアレルギーになる⁉

腸内細菌は健康のバロメーター
年齢とともに変わる「腸内フローラ」　80
善玉・悪玉・日和見のバランスが大事　83
コレラになる人、ならない人　85
O-157は清潔な場所で猛威を振るう！　87
現代人の腸内細菌が減っている
便の量でわかること　90
便が小さい人はアレルギーになる？　92
腸内細菌が喜ぶものを食べよう
何よりのごちそうは乳酸菌　94
善玉菌の餌になる物質を　95

糖のとりすぎは腸を荒らす 97
腸内環境を乱す、現代人の〝ゲテモノ食い〟 100
生の水が生きる力を与える 103
体にいい水とは？ 107

お腹の調子が悪いと、突然、食物アレルギーに!?

食物アレルギーとは？ 111
免疫細胞がヒマになった？ 114

4章 アレルギーの仕組み

不潔な水に病原菌がいないワケ

インドネシア・カリマンタン島でわかった事実 118
〝便の河〟の住人にはアレルギーがない！ 121

アレルギー発症の仕組みとは

アレルギーを抑える物質は虫にあった！ 125

免疫はこうしてつくられる　128
たとえば、花粉症の発症プロセスは　131
寄生虫は抗体の邪魔をする　134
免疫のバランスは西洋医学では解決できない
寄生虫の分泌物から薬ができる？　137
アレルギーは治ってもガンになる！　140

5章 免疫力は腸内細菌がカギ

免疫力は腸がつくる
脳のストレスは腸にくる　146
腸内細菌は脳に「幸せ物質」を運んでいた！　148
「うつ」と「アレルギー」は同時に増える　150
ステロイドでは治らない
新米医師がアトピーになるワケ　153

楽しいと、なぜ免疫力が上がるのか 155
「褒めるだけ」で良くなるアレルギー治療 157
イメージトレーニングで免疫力アップ 159
「心」がガンを治した話 161
ウソでも笑えば、NK細胞活性が上昇する
講演会は笑う場所に 163
NK細胞とガン生存率の深い関係 164
落語が関節リウマチに効いた！ 166

6章 ガンにもアレルギーにも勝つ免疫力をつける！

免疫力は「食」から
フランス人に心筋梗塞・脳梗塞が少ない理由 170
アメリカ人はガンが減り、日本人は増えている 171
免疫力をつける「食事のピラミッド」 174

〝アラフォー〟の独身男性に警告！
40過ぎて離婚すると、ガンになる率が高まる 178
一人酒は早死にする！ 180
睡眠時間が多すぎてもいけない理由 182
ガンに勝った人、負けた人 183
活性酸素は体をサビさせる！
現代社会は、電磁波を浴び続けている 187
抗酸化力のある食べ物&サプリを摂ろう 190
「健康」は自然がくれる
自然に親しむと、なぜか免疫力が上がる 192
大切にしたい自然観——「山川草木国土悉皆成仏」 194

1章

アレルギーは「現代病」である

’60年代から急速に増加したアレルギー

花粉症は突然始まった!

日本で初めてスギ花粉症の症例が認められたのは、今から約50年前、1963年のことでした。私の先輩である、東京医科歯科大学の斉藤洋三博士が発見しました。

患者さんは栃木県日光市に住む成年男性でした。原因はもちろんスギ花粉ですが、日光のスギ並木は花粉症が発生したその年に植えられたものではありません。17世紀前半に、全長37㎞、約2万4千本のスギが植えられたそうです。

つまり、スギ花粉は昔から飛んでいたのです。しかし、昔の人はそのスギ花

'60年代から急速に増加するアレルギー

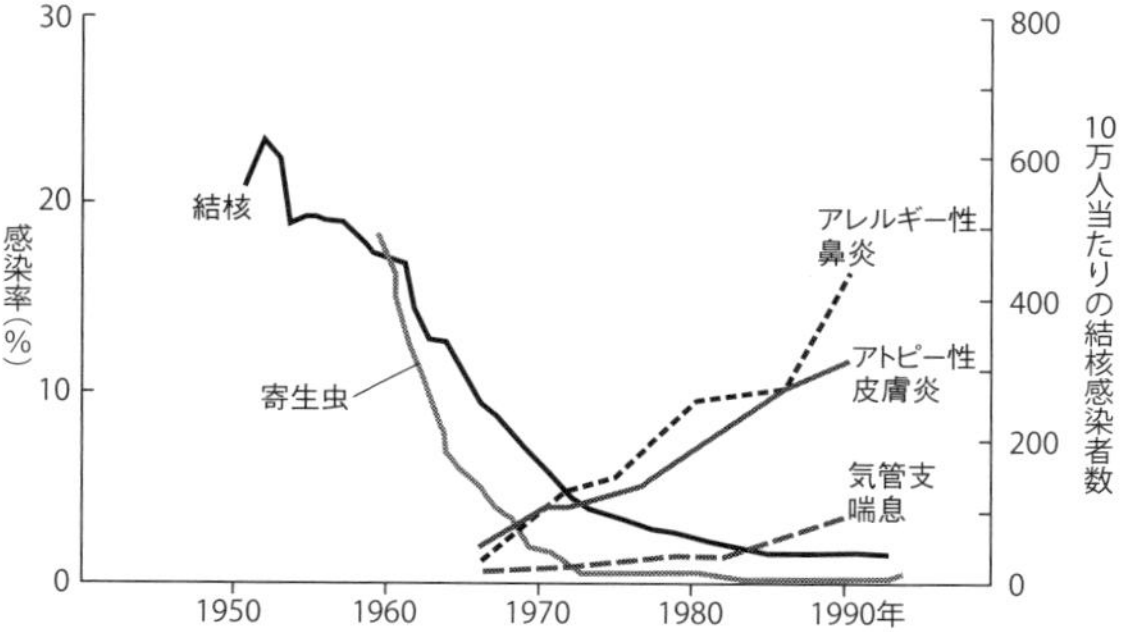

出典:『清潔はビョーキだ』1992 朝日新聞社

粉を吸っても、スギ花粉症にはならなかったわけです。

ということは、**昔の人にはスギ花粉を異物として排除する機能が、体内に備わっていたのだ**と推測できます。

スギ花粉症は第一号患者が出た'63年から毎年のように増えていきました。'60年代半ばといえば、ちょうど結核や寄生虫の感染者が減り、清潔志向が高まっていく頃です。

それと同時にその他の花粉症やアトピー、ぜんそくなどのアレルギー性疾患も猛威を振るい始めたのです。

●——西ドイツと東ドイツのアレルギー発症率は大きく違う

近年になってアレルギーが急増したのは、日本人だけではありません。ドイツ人、正確に言えば旧西ドイツ人がそうです。

しかし、同じドイツ国民でも旧東ドイツ人の間ではアレルギーがまったく増えていません。

ドイツのすべての医科大学でアレルギーの患者さんたちを調べたところ、**旧西ドイツ人のほうが旧東ドイツ人より3～4倍も多かった**そうです。たとえば、9～11歳の子どもたち7800名を対象とする花粉症の調査では、旧西ドイツ児童の8・6％、旧東ドイツ児童の2・6％に花粉症が認められました。約3・3倍の人数に当たります。

ベルリンの壁によって東西のドイツがわかれていた頃、旧西ドイツでは、工業の発達と共に、大気汚染などの公害への対策や住環境、食品添加物や農薬などに対する法的基準の整備も行われていました。

そして、清潔志向が人々の間に浸透し、私たちの周りにいて免疫力を高めてくれている細菌類を一方的に追い出した「キレイ社会」になっていたのです。

このような**「キレイ社会」が免疫力低下を導き、花粉症ばかりでなく、ぜんそくやアトピー性皮膚炎などのアレルギー性疾患を生みだした**のです。

●なぜ、急速にアレルギーが増えたのか？

私たち人間の体は、1万年前とまったく変わっていません。体を構成する細胞は同じだし、体に備わっている免疫システムも同じです。

これは、1996年から、医学者や生物学者、遺伝学者、生態学者などが一堂に会して議論を重ねてきた「人類の家畜化現象を考える研究会」で出した結論です。

ではなぜ、1万年前と同じ細胞を持つ人間に、急にアレルギーが増えてしまったのでしょうか。

その大きな原因として、人間が文明の名の下に、より快適でよりキレイな環境をつくってしまったことがあげられます。

1万年前、人類は裸・裸足でジャングルや草原を走り回っていました。自然とともに、体をめいっぱい動かして、元気に生きていたのです。しかし、38億年という生物の歴史から見れば「ほんのまばたきをする一瞬」に過ぎない1万年の間に、人類の生活環境は一変しました。

とりわけ、ここ50～60年の変化は凄まじいものがあります。山奥の土地に住まない限り、現代人は極端な話、清潔でキレイな小屋にこもり、ファストフードやコンビニ食などの便利で安い餌で飼い慣らされた〝家畜〟のようになってしまったのです。

アレルギーの発症だけではなく、生きる力そのものが弱ってきたと言えるかもしれません。しかし、この流れは今後も続くでしょう。人間は文明を発展させることがいいと思っている、珍しい生き物だからです。

問題は、体のほうが急激な変化についていけないことです。自然と切り離されて、身の回りにあったはずの菌を退治した〝キレイすぎる社会〟に、体はそう簡単に馴染むことができないのです。

キレイ社会の落とし穴

洗いすぎると肌が荒れる

最近私たちは、事あるごとに「石けんでしっかり手を洗いましょう」と言われます。

たとえば、新型インフルエンザやノロウイルスなど、感染症の脅威にさらされたとき、多くの人が一日に何度も、薬用石けんでゴシゴシ手を洗い、お母さん方は子どもたちにも口を酸っぱくして、「ちゃんと手を洗いなさい」と言っていたのではないでしょうか。

しかし、手を洗うことは大事ですが、「薬用石けんでゴシゴシ」はいけません。手についたウイルスなどは、水道水を流しながら10秒も洗うと、ちゃんと落ちます。殺菌効果の高い薬用石けんで一日に何度も手洗いすると、皮膚常在菌という皮膚を守ってくれる細菌まで殺菌してしまって、かえってウイルスなどが皮膚に付着しやすくなります。

皮膚常在菌には、表皮ブドウ球菌、黄色ブドウ球菌をはじめとする約10種類以上の細菌があります。これらは皮膚の脂肪を食べて、脂肪酸の膜をつくり、皮膚を弱酸性に保ちます。そうして酸に弱い病原菌をシャットアウトしてくれるわけです。

洗いすぎると、その皮膚常在菌のつくる皮脂膜がはがれ、その下にある角質層に隙間ができてしまいます。皮膚を組織している細胞が、バラバラになって、ここから、ウイルスが侵入してしまうのです。

これは、アレルゲンについても同じです。**手を洗いすぎて肌がカサカサになると、角質層の隙間からアレルゲンが侵入し、アトピー性皮膚炎や乾燥性皮膚炎を引き起こすことになるのです。**

子どもたちにも、外で遊んで帰ってきた後や食事の前に手洗いさせることは必要ですが、よほどひどい汚れでない限り、薬用石けんは必要ありません。石けんを使うのは、一日に1、2回くらいに抑えるほうが無難でしょう。

また、うがいについても同じことが言えます。**ふだんの何でもないときにも殺菌作用の強いうがい薬を使うと、のどを守る菌までやっつけられ、逆に風邪やインフルエンザにかかりやすくなります。**

日常的にはお茶や塩水でうがいをして、のどが痛いときだけ殺菌作用のあるうがい薬でうがいをすれば十分です。

以前、知り合いのお嬢さんから、「顔の肌がカサカサを通り越してゴワゴワ、ボロボロになってしまい、皮膚科に行っても治らない」と相談を受けたことがあります。

話を聞くと、そのお嬢さんはとても神経質で、一日に5回も石けんで洗顔していることがわかりました。肌にトラブルがあったので「しっかり顔を洗わなくちゃ」と思ったのかもしれません。

すぐに洗顔のしすぎで皮膚の常在菌がやられたとわかったので、私は彼女に「とにかく1カ月間、顔を洗うときに絶対、石けんを使わないでください。お化粧もしないでください。それで様子をみましょう」とアドバイスしました。

たったそれだけのことですが、彼女の顔は2カ月でキレイに治りました。

私の実験では、お風呂に入って石けんで体を洗うだけで、皮膚常在菌の90%が取れてしまうことがわかっています。

でも、10%が残っていると、若い人なら12時間で戻ります。ですから、若い人は一日に1回か2回くらい、石けんで体や顔を洗うのは支障ありません。

しかし、年をとると、皮膚常在菌の発育が悪くなります。私の場合、回復に20時間ほどかかりました。

だから私は、お風呂には毎日入っても、石けんで洗うのは二日か三日に1回にしています。若い女性から「先生、お肌がキレイですね」なんて言ってもらえるのも、そのおかげかもしれません。

抗菌・除菌グッズは肌に悪い？

抗菌・除菌グッズも大流行しています。趣旨としては、

「私たちの身の回りには、至るところにバイ菌がいるので、汚いものは寄せつけないように清潔にしましょう。イヤな匂いもいっぱいあります。全部、無臭にしましょう」

といったところでしょうか。

この種の商品には、細菌やカビ、匂い、虫などを防止または排除する効果が加えられています。いまや、食器洗いや洗濯で使う洗剤はもとより、台所用品、浴室用品、衣類、文房具等の日用品から、家の建材や内装材まで、さまざまな物に抗菌・除菌加工が施されています。今後もますます抗菌・除菌を謳った商品が増えるでしょう。

しかし、**「抗菌・除菌」という言葉に明確な定義はないし、いったいどんな**

成分が含まれているのかもよくわからないのが実情です。しかも、先ほどから述べているように、強い抗菌・除菌効果のあるものは、皮膚の常在菌のバランスを崩す危険があります。

とくに危険にさらされているのは、子どもたちです。子どもの肌はしっとりツルツル、とても柔らかいですが、それだけに大人に比べて、皮膚を守るバリア機能が弱く、ウイルスや細菌、ほこりや汚れなどが侵入しやすいのです。いわゆる敏感肌です。

その柔らかな肌に強い抗菌・除菌作用のあるモノが触れたら、皮膚常在菌は一発でやられてしまいます。実際、抗菌マスクをした子どものなかには、口の周りがアレルギー性皮膚炎になってしまった、というケースもあるようです。

「大事な子どもだから、清潔に育てたい」

という気持ちもわからなくはありませんが、それは間違っています。**大事な子どもだからこそ、細菌やウイルスを遠ざけてはいけないのです。**

神経質なお母さんは、とりあえず抗菌・除菌グッズをなるべく使わない生活から始めてみてはいかがでしょうか。私たちの身の回りにいる細菌の多くが、よいこともしているとわかれば、だんだん〝清潔に対する免疫〟ができてくると思います。

●ウォシュレットが「膣炎」や「早産」を誘発する！

近年、若い層を中心に、膣炎（細菌性膣症）になる女性が増えています。その理由と目されるのが、ウォシュレットによる洗いすぎです。

女性の膣がキレイなのは、膣内にデーデルライン乳酸菌という細菌がいるからです。これは膣内環境にとって善玉菌なのです。グリコーゲンを食べて乳酸を産出することによって、膣を酸性に保ち、雑菌から守ってくれているのです。

ところが、「洗えばキレイになる」とばかりに、オシッコのたびにビデで洗っていると、デーデルライン乳酸菌が流されてしまいます。すると、乳酸ができなくなるので、膣は中性になります。結果的に雑菌を増殖させ、おりものが出てきて、膣炎になってしまうわけです。
ビデを使うと、膣がキレイになるように錯覚しがちですが、実は汚くしている、ということなのです。

トリコモナス膣炎という病気がありますが、病原体とされているトリコモナスは、実は組織を傷つけているわけではありません。実際、尿道でトリコモナスを飼っている男性の多くは、痛くもかゆくもないのです。

しかし、セックスによって男性がそのトリコモナス原虫を女性の膣に運ぶと、デーデルライン乳酸菌のエサであるグリコーゲンを横取りします。それで、デーデルライン乳酸菌はエサを失って生きることができず、膣内に乳酸がなくなって中性になります。当然、雑菌が増殖し、おりものが出てきて炎症を起こします。

つまり、トリコモナス膣炎も膣の洗いすぎによる膣炎も、デーデルライン乳酸菌がいなくなるということで、原因は同じだということです。

さらに怖いのは、**妊婦の場合、ビデによる洗いすぎが早産や流産をも誘発す**

る危険があることです。

国立国際医療センター戸山病院産婦人科の荻野満春先生（研究指導者・箕浦茂樹部長）が、飯野病院の飯野孝一院長と共同で行った調査によると、「習慣的に温水洗浄便座を使用している人は、使用していない人に比べて、膣内の善玉菌である乳酸菌が著しく消失し、腸内細菌などによる汚染が目立ち、細菌性膣症にかかりやすくなっていた」と結論づけました。

この調査は、妊娠していない19～40歳の女性で、温水洗浄便座（ウォシュレット）を習慣的に使用している（使用者）人一五四人と、まったく使用しない、または、ときどき使用している（未使用者）人一一四人を対象に実施されました。

彼女たちの膣内分泌物を採取・分析した結果、乳酸菌を保有していない症例は、温水洗浄便座の未使用者でわずか8・77％であるのに対して、使用者では42・86％と、約5倍に上ることがわかりました。

さらに、腸内細菌が膣内から検出された症例の92％は温水洗浄便座の使用者であることも判明しました。

この調査結果が示唆するのは、**日常的にビデで膣を洗う女性は、乳酸菌を洗い流したために、雑菌に対する抵抗力が低下しているということです。**それだけ膣炎にかかるリスクは高く、また早産や流産の原因の50〜60％が膣炎であることから早産や流産をも誘発する危険がある、ということです。

●──「お尻が痛い」と言う男性が増えたワケ

私「君を今度、インドネシアに連れて行こうと思うんだ。そのつもりで、準備しておいてください」

学生「先生、インドネシアにはウォシュレットがありますか？」

私「そんなもの、あるわけないよ。トイレは川だから。便をしたら、魚が飛び上がってお尻をなめるようなところだよ」

学生「僕、ウォシュレットがないとダメなんです。便をした後で、すぐお尻が痛くなるんです。すみませんけど、ウォシュレットがないところには行けません」

これは、7、8年前に若い大学院生と交わした実際の会話です。最初はふざけているのかと思いましたが、彼は真剣そのもの。肛門の炎症に、ずいぶん悩んでいたようです。

彼に限らず、**最近は若い男性を中心に、「便の後に温水洗浄便座を使わないと、お尻が痛くなる」人たちが増えています。**肛門周辺が炎症を起こし、かぶれたり、ただれたりするからです。

これもやはり、お尻の洗いすぎによるものです。温水洗浄便座は一日に1回程度の使用なら問題はないし、痔の患者さんにとっては痛みを緩和してくれるありがたいものです。

でも、過度に使うと、お尻を守ってくれている皮膚常在菌を洗い流してしまうのです。当然、皮膚の抵抗力は弱まります。

近頃は、便座に座ってオシッコをする男性が増えていて、彼らの多くが排尿すると条件反射的に肛門にシャーシャーと温水をかける傾向があるそうです。

なかでも大阪は、女性が強いせいか、「しぶきが飛ぶから、座ってオシッコしなさい」と言われて〝温水洗浄便座派〟の男性が多いという統計があります。

皮膚常在菌が流されると、肛門周辺の皮膚が中性になります。すると、肌荒れと同じで、皮膚の角質層に隙間ができて、便のなかの普段は悪さをしない細菌が侵入して炎症を起こすのです。

ようするに、**お尻を洗うのをやめれば、すぐに治る**のですが、炎症を起こすと「もっとキレイにしなくては」と思うのでしょう。温水洗浄便座を使うだけではなく、お風呂に入って一生懸命に石けんでゴシゴシ洗ったりして、ますます炎症がひどくなるケースがよく見られます。

思い当たるふしのある男性は、しばらく温水洗浄便座を使わないようにしてください。炎症がひどい場合は時間がかかりますが、やがて皮膚常在菌が戻ってきます。そうしてお尻の健康を取り戻したら、一日に1回程度の使用に留めるといいでしょう。

ちなみに、女性には肛門の炎症があまり見られません。温水洗浄便座を使うのは便のときだけで、あとはもっぱら〝前〟のほうを洗っているからだと思われます。

「清潔信仰」はカネになる

これまで、キレイ社会がさまざまなアレルギーの温床になっていることを述べてきました。

キレイ社会のカラクリがわかると、「どうして、世の中の清潔志向に歯止めがかからないのだろう」と不思議になってきます。

その理由の一つは、**日本人の誰もがすべての寄生虫や、ウイルス・細菌が人間に害をおよぼす敵だと強く思っている**ことだと考えられます。これは多くの人の頭に刷り込まれているのです。

そして、もう一つの理由が、その思い込みを利用して、抗菌・除菌・消臭などと謳って、バイ菌を排除する商品が世に送り出されていることです。

しかしメーカー側は研究もしていますから、必要以上に菌を排除すると、逆に体に悪影響をおよぼすかもしれないことを知っているのです。

それでも、**キレイ社会を目指す世の中の流れに乗ったほうが、カネになるということでしょう。**

なかには、正直なメーカーもあります。たとえば前に、ある温水洗浄便座メーカーの部長さんが私のところに来て、こう言いました。

「うちの便器は、本当の意味で抗菌ではありません。抗菌にしてしまうと、お尻がただれますから、抗菌力を非常に弱くしています。消費者運動をしている人たちが調べたら、おそらく『抗菌ではない』と言い張るでしょう。だから、もう『当社の便器は抗菌ではありません』と、ユーザー側に伝えようと思います」

私はもちろん、「それは大変いいことですから、ぜひやってください」と伝えました。

ところが、ライバル会社が「この機を逃すな」とばかりに、大々的に「うちの便器は抗菌ですよ」とアピールした結果、売り上げが逆転してしまったのです。残念ながら、その部長さんは売り上げ不振の責任をとって、会社をお辞めになりました。

消費者はもっと賢くならなくてはいけません。**いつまでも抗菌とか除菌、消臭といった言葉に踊らされていると、体が弱くなるばかりです。**

キレイ社会というのは言い換えれば、「異物を排除することを良し」とする社会です。

時と場合により、人間に悪さをする菌を排除することは大事ですが、何も悪さをせずに1万年の昔から人間と共生し、アレルギーを抑えることにも貢献してくれている菌まで悪者扱いするのは問題です。

キレイ社会の副産物とも言えるアレルギーにならないようにするためにも、**私たちはそろそろ極端な清潔信仰と決別するべきでしょう。**キレイの認識を改めて欲しいと思います。

自然と共生してきた日本の暮らし

西洋医学は「虫」を排除することで発展した

近現代の日本では、虫はとても嫌われる存在になってしまいました。これは西洋医学の影響かもしれません。というのも、**西欧では虫を病原因子と捉え、「排除すべき敵」として扱ってきたからです。**

このことはＷＨＯ（世界保健機関）の記章に象徴されています。棒に巻きつくヘビを描いたこのデザインは、『旧約聖書』の記述に由来し、ギリシャ神話ではアポロンの息子で医術の神であるアスクレピオスが掲げていたとされるものです。

ただし、本当はヘビではありません。『旧約聖書』の舞台になっているアラブ地方に多い、メジナムシという寄生虫です。これに感染すると、皮膚病変部に強い痛みと痒(かゆ)みが生じます。農作業も何も手につかなくなるなど、非常につらい症状です。

それで古来、皮膚の丘疹(きゅうしん)から棒を用いてメジナムシを引き出す、という治療が行われていました。その治療行為が西洋医学のシンボルマークにまでなったようです。

●──「虫」は生きるのをラクにしてくれる！

一方、東洋医学は寄生虫をどう捉えていたのでしょうか。

病気や、ときには死をもたらす、体に棲む虫に怯えた点では西洋人と同じです。ただ、「病気もヒトと一体」と考える東洋人は、寄生虫をヒトと切り離して扱うことはしませんでした。

「体に棲みつく虫も自分自身の一部だ」と捉えたのです。

当然、日本も昔は体内の寄生虫を自分の〝分身〟とし、その虫たちが病気を引き起こしたり、意識や感情を呼び起こしたりすると考えていました。

それが証拠に、日本語には「虫」のつく慣用句がたくさんあります。「虫がいい」「虫が納まらない」「虫が好かない」「虫が付く」「虫の知らせ」「虫の居所が悪い」「虫も殺さぬ」「虫をわずらう」……お腹のなかの寄生虫が、日本人を動かしている原動力であると考えていたのでしょう。

こんなふうに**虫の存在を認めると、生き方が楽になります。**

「自分は気づかなかったけど、虫が教えてくれるんだ（虫の知らせ）」

「私はあなたを好きだけど、虫が嫌っているんだ（虫が好かない）」

「私は納得しているけど、虫が反発するんだ（虫の居所が悪い）」

と、〝見えない力〟を味方につけることができます。「浮気の虫」というのもあります。

「自分はあなた一筋だけど、虫が浮気性なもので……」

という言い訳もできます。

また病気については、「お腹の虫が増えて悪さをする（虫をわずらう）」と考えていました。全国に「虫封じ」のお寺や神社がある背景には、こういう日本人の病気に対する考え方があるように思います。

たとえば、東京で有名なのは、高田馬場にある「穴八幡宮」です。昔は、お賽銭をすると、海人草という虫下しの薬草をもらえました。神社がある種、病院のように機能していたのです。

ともあれ、日本人にとっては古来、虫は無視できない大切な分身であったのです。

●日本人の60％以上が〝虫持ち〟だった！

日本人は縄文の昔からずっと、〝虫持ち〟でした。回虫やギョウ虫をはじめとする寄生虫を〝飼って〟いたのです。

しかし、**現在は回虫にかかっている人はほとんどいません。**

１９５０年代に60％を超えていた日本人の寄生虫感染率は、30年でほとんどゼロになっているのです。

たとえば、腸内寄生虫の代表である回虫の感染率は、１９２０年代では、全国平均で52・９％。その後、しだいに減少して、第二次世界大戦の初期には30％程度まで減少しました。

大戦末期になると一時的に増えて、'49年には63％に上っていますが、戦後、米国の進駐軍が日本に駐留するようになってから徹底した回虫駆除が行われ、近年に至るまで、０・２％以下で推移しています。

したがって、日本人の体内にはもはや、回虫はいないと見ていいでしょう。

しかし、本当は安心している場合ではありません。

なにしろ、人間は縄文時代から寄生虫と共生してきたなかで、それなりに彼らとうまくつき合って健康を維持するようになっていたことが考えられるからです。

寄生虫の多くは人間の体内で栄養を横取りするけれど、宿主である人間の命を奪うほどの致命的な害はおよぼしません。人間の死は寄生虫自身の死をも意味するからです。

アレルギーのない環境とは？

幼い頃に身につけた免疫力

たとえば、私が子どもの頃に育った環境をご紹介しましょう。

おやじが結核の専門医だった関係で、私は人気のない田舎につくられた国立の結核療養所の敷地にある宿舎で育ちました。三重県多気郡明星村（現・明和町）というところです。

病原菌の巣と目される宿舎から小学校に通っていたので、大変いじめられました。しかし、私はいじめられても死のうなどと思ったことは一度もありませんでした。いじめっ子と戦いながら自然のなかで元気いっぱいに遊んだものでです。

いじめに屈しない強い心を持つことができたのは、小学校低学年から世話をしていたヤギのおかげかもしれません。毎朝餌をやり、乳を搾り、天気の良い日は小屋から草地に出してやり、本当にかわいがっていました。私が学校から帰って来ると、姿の見えないうちからヤギのメェメェ鳴く声が聞こえたのです。ヤギのほか、ニワトリを30羽、ウサギを5羽飼っていたこともあって、自分より弱い者がいることを学びました。

そんな経験から、ペットを飼うのは子どもにとって大変良いことだと思います。情緒面の発達から見て、大きな意味があります。

また、遊びといえば、田んぼでドジョウを捕ったり、カエルをつかまえて肛門に麦わらを突っ込み、そこから息を吹き込んでお腹をパンパンに膨らませたり、トンボの尾を切って飛ばしたりしました。少年時代の私は、いつも泥んこになって転げ回っている自然児でした。

おかげで私は、70歳を過ぎてもなお、いたって健康です。大人が「汚い」と顔をしかめるような環境のなかで自由に遊び、細菌やウイルスにさらされる機会が多かったため、幼いうちに免疫力がついたのだと思います。

●お腹のなかは回虫だらけ！

子どもの頃の私のお腹には、回虫がいました。前に述べたように、1950年代は、それが当たり前だったのです。

とくに私は、畑に行ってトマトを丸かじりしたり、収穫後の白菜の根っこを生でむしゃむしゃ食べたりしていましたから、回虫がいつもお腹にいました。

回虫はだいたい生野菜から体内に侵入します。当時は肥料が人糞で、発酵させて使っていましたが、なかには少し〝ナマの人糞〟が残っていることもあったようで、その人糞のなかに、回虫の卵がウヨウヨいたわけです。回虫は一日に20万個の卵を産みますからすぐに感染してしまいます。

日本人はそのころ生野菜などは食べず、お漬物か煮物、せいぜいおひたしにして食べていました。それが、回虫を無防備に体内に取り込ませない知恵でした。

しかし、畑で生野菜を食べていた私のお腹のなかは「回虫だらけ」になったのです。

●楽しみだった「回虫駆除デー」

戦後になって、各市町村に「寄生虫予防会」が組織され、小中学校を中心に「回虫駆除デー」が設けられました。

きっかけは、アメリカ人が日本に進駐したときに、生野菜を食べたら回虫だらけでビックリしたことでした。西洋では日本と違って肥料に人糞を使わなかったので、野菜を生のサラダにして食べる習慣があったのです。当時日本に駐留したアメリカ人は、免疫のないまま一気に大量の寄生虫が体内に入ったため、お腹をこわして、相当苦しんだようです。

話は少々脱線しますが、日本で人糞を肥料にするようになったのは、徳川家康が四十万人の兵を連れて関東にやって来たときからです。関東の土地は痩せているので、四十万人の食料を確保するのが大変でした。それで、**人糞を肥料にして、野菜を育てることにしたのです。**

だから、江戸時代は便の値段がものすごく高かったのです。長屋の大家さんが長屋の便をすべて管理しており、

「家賃はいらねぇ。立派な便をしてくれりゃあいい」

と言ったとか、言わないとか。おかげで江戸の町は、便や生ゴミが肥料としてリサイクルされて、非常に清潔に保たれていました。

その点、19世紀初頭には江戸と同じ１００万都市であったフランス・パリでは、便をあくまでも汚物と考え、道に投げ落としていたから大変に汚かったそうで、女性は、２階から落ちてくる便を浴びないようにパラソルをさし、道に落ちた便を踏まないようにハイヒールをはき、どこでも便ができるように落下傘みたいなスカートをはいたと伝えられています。そのおかげで、フランスで

は下水道が発達したのです。

話は戻りますが、日本に駐留したアメリカ人が、日本の生野菜に閉口したので、マッカーサーが直々に吉田首相に「この不潔さを何とかしなさい」と苦言を呈して設けられたのが「回虫駆除デー」だったのです。

私たちは月に一度のこの日を楽しみにしていました。海人草という海藻を大きな鍋でぐつぐつと煮て、その煮汁を飲まされるのですが、これが効いて夕方にはお腹のなかの回虫がお尻から出てきます。その長い虫を引っ張り出すのが、非常に気持ちよかったのです。

まぁ、知らない人は気持ち悪いでしょうが、私たち明星村の子どもたちはほぼ100%が〝回虫持ち〟でした。回虫と毎月顔を合わせているので、慣れっこでした。

それに、引っ張り出した回虫を洗って、翌日学校に持っていくと、ご褒美がもらえたのです。一番長い回虫を出した人は一等賞で、たくさん出した人は最多賞でした。回虫の駆虫デーの翌朝は、みんなの回虫が教壇に山と積まれました。

前にNHKの『ようこそ先輩』という番組で明星村の小学校6年生を教えに行ったとき、彼らに海人草の煮汁をちょっとだけ飲ませました。苦い、苦いと大騒ぎでしたが、もちろん、いまの子どもたちのお尻から回虫が出ることはありません。

私が言いたいのは、そんな〝回虫持ち〟の子どもたちでもみんな元気いっぱいだったことです。**お腹に虫がいることは、それほど悪いことではないのです。**

●スギ花粉は昔のほうが多かった!

スギをはじめヒノキ、ブタクサ等さまざまな植物の花粉がアレルゲンとなって、くしゃみや鼻水、目のかゆみなどを起こす**花粉症は、どんどん低年齢化が進んでいます。**

その背景には、大気汚染による免疫増強因子の増加や、都市化および住環境

低年齢化する子どもの花粉症

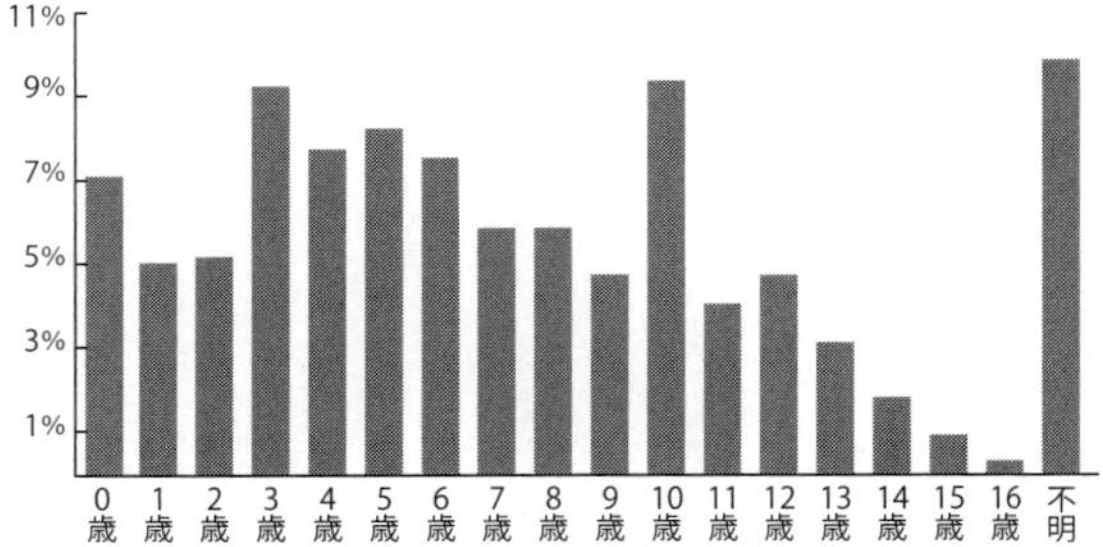

子どもが花粉症だと実感した親(2571人)に
「お子さんは花粉症を何歳で発症しましたか？」
と聞きました。

出典:ロート製薬HP

の変化、スギの植生・花粉飛散量の増加など、さまざまな因子が関与していると言われてきました。

でも、本当にそうでしょうか。

大気汚染はフィルター等の技術のない昔のほうがひどく、スギ花粉だって昔から飛んでいます。その頃に花粉症になる人はほとんどいなかったのですから、これらの理由は少し説得力に欠けます。

私は、回虫をはじめとする「寄生虫感染率が急減したこと」が大きな原因だと考えています。

私が子どものときは、みんなスギ花

粉まみれでした。スギ鉄砲といって、竹筒でスギの実をパチンと撃つ遊びのために、花粉でまっ黄色になりながらスギの実をたくさん拾い集めたものです。

女の子に「金髪にしてあげるよ」と言って、花粉を髪の毛にいっぱい塗ってあげたこともあります。女の子にモテたい一心で編み出した遊びですが、女の子にも非常に喜ばれました。私たちの時代は、誰も彼もそんなふうにスギ花粉まみれでしたが、子どもたちは誰も花粉症にはなりませんでした。

長じて、花粉まみれの〝回虫持ち〟だった少年時代のこの経験が、**「寄生虫がアレルギーを抑える」**研究を始めるヒントになりました。回虫は私の研究人生を導いてくれた大切な存在でもあるのです。

とはいえ、現代人に「お腹のなかで寄生虫を飼いましょう」と勧めるのは現実的ではありません。

ここまで私は回虫やサナダ虫など寄生虫の話ばかりを並べてきましたが、いまは、**「アレルギー反応は寄生虫だけではなく、細菌やウイルスなどの微生物が抑制する」ことがわかってきました。**

宿主にやさしいのは、寄生虫も細菌・ウイルスも同じです。彼らは一人では生きられないからこそ、宿主の免疫バランスを保つなどの役割を担ってきたように思います。

細菌やウイルスは、必要以上に排除することなく、ごくふつうに共生していればよい影響を受けることができるのです。そのことについては、追々説明していきましょう。

ただし、寄生虫や細菌・ウイルスのなかで人間に悪さをしないのは、大昔から人間とうまく共生しているものだけです。

たとえば、キタキツネに寄生するサナダムシであるエキノコックスや、中国発祥のＳＡＲＳウイルス、鳥インフルエンザウイルスなど、動物に寄生するものには、人間にとって〝怖いもの〟もいます。その点は誤解のないようにしてください。

2 章

バイ菌はアレルギーに効く万能薬!?

母乳はアレルギーの発症を防ぐ！

動物の赤ちゃんはなぜ母親の便をなめるのか

コアラの赤ちゃんは、生まれるとすぐ土をなめたり、お母さんの便をなめたりします。これは、土のなかやお母さんの便のなかにある細菌類をお腹に入れないと、コアラの餌であるユーカリという毒のある葉を無毒化できないからです。

コアラの赤ちゃんは、生まれながらにしてユーカリの葉を無毒化する酵素を持っているわけではありません。だから本能的に、土をなめたりお母さんの便をなめて、自分の腸内細菌を増やそうとするのです。

パンダの赤ちゃんも同じです。パンダの体には餌の堅い笹の葉を消化する酵素がないために、生まれるとすぐに土をなめたり、お母さんの便をなめて細菌をお腹に入れます。腸内細菌が笹の葉を消化してくれるからです。

また、ウサギは下痢をすると、元気なときの自分の便を食べます。私も幼い頃は、飼っているウサギを見て「便なんか食べて、汚い」と思ったものです。

でも、その行為には**「腸を元気に保ってくれている細菌を腸のなかに取り入れて、腸内環境を整える」**という目的があったのです。

つまり、元気な動物の便に含まれる腸内細菌は、ある意味で「腸内環境を整える薬」と考えることができます。

人間も同じです。でも、誤解しないでください。「便をなめなさい」と言いたいのではありません。「自分の便を汚いからと無視しないで、毎日ちゃんと見てください」、「腸内細菌には重要な意味があるのだから、むやみに悪者扱いしないでください」と、伝えたいのです。

無菌で育てられた赤ちゃんは弱くなる？

お母さんのお腹のなかにいる赤ちゃんは無菌状態にあります。栄養はへその緒を通して、血液から吸収しています。

そして、この世に生まれ出た瞬間に、大腸菌をはじめとする細菌が一度に入ってきます。生まれてくるときに通る産道や、お母さんの肛門付近にいる細菌たちと触れ合うことにより、いつの間にかたくさんの腸内細菌が赤ちゃんのお腹に棲みつくようになるのです。

これは自然の摂理で、いわば腸から栄養を吸収するための準備のようなものなのです。**腸内細菌は、赤ちゃんが口にしたものを分解・合成して、栄養につくりかえてくれるからです。**

以前、アトピーが治らない赤ちゃんの便を調べたことがありましたが、その結果、**40％の赤ちゃんの便から大腸菌がまったく検出されませんでした。**まるで生まれてすぐ無菌室に入れられ、無菌の栄養を与えられたような状態で育てたのでしょう。

そんなことからも、大腸菌をはじめとする腸内細菌にはアレルギーを抑える働きがあると推察されます。

さて、そんな生まれたばかりの赤ちゃんに必要なのは、お母さんのおっぱいです。母乳には赤ちゃんの免疫機能を高める効果があることは、よく知られています。

では、母乳のどんな成分が、赤ちゃんにとっていい働きをするか、以下に挙げてみましょう。

・オリゴ糖――ビフィズス菌の餌となって腸内のビフィズス菌を増殖させます。
・ラクトペルオキシダーゼ――腸のなかに入ると抗菌作用を発揮します。
・リゾチーム――細菌の細胞壁を溶解させます。

・ラクトフェリン――鉄と結合することにより、腸内有害菌の増殖を抑制します。
・補体成分――白血球などによる貪食（どんしょく）（異物を捕食する）作用を促進します。
・分泌型IgA――腸管や気道における細菌・ウイルスの感染を防御します。

このように母乳のなかには体を防御するすばらしい物質が入っているのです。

とくに生後三週間くらいまでの初乳には、腸内有害菌の増殖を抑制したり、腸管を成長させるなど、理想的な免疫システムを構築する作用があるのです。

●――アレルギーになりやすい体質は遺伝する。しかし……

母乳のいいところが、もう一つあります。
それは、**遺伝的にアレルギー体質を受け継いでしまった子どもも、母乳中心**

で育てると、アレルギーの発症をかなりの確率で防げることです。

アレルギーになりやすい体質というのは、遺伝することが多いのですが、親がアレルギーだとしても、必ず子どももアレルギーになるわけではありません。

ある調査によると、両親がともに食物アレルギーによるアトピー性皮膚炎を発症している場合、その子どもの70％がアトピーを発症します。片方の親の場合は、子どものアトピーになる確率は30％です。

このように、アトピーには多分に遺伝的要素があることがわかりますが、両親ともにアトピーでなくとも、10％の子どもがアトピーを発症しています。環境的な要因も影響しているということでしょう。

いずれにせよ、日本の子どもたちの間に食物アレルギーが増えてきた原因の一つは、乳児期に母乳を十分に与えないことにある、そして、早めに母乳を授乳することをやめて離乳食にきりかえたことが原因と指摘されています。

逆に言えば、**母乳を十分に与えていれば、遺伝的な体質があっても食物アレルギーやアトピーの発症が抑えられることになります。**

子どもを過保護に育てると、免疫力が下がる

長男・長女はアレルギーになりやすい

テレビで時代劇を見ていると、将軍家の子どもたちには早死にする人が多いことに気がつきます。

将軍の跡取り息子は、「蝶よ、花よ」と大事に育てられ、ちょっと転んだだけでお付きの者たちが大騒ぎします。食事も、お腹をこわしてはいけないと煮たものばかりを食べさせられていました。

言ってみれば、将軍家の子どもたちは無菌室で過保護に育てられた状態だったために、子どもたちの免疫力が低下して病気になりやすかったのでしょう。

現代の子どもたちには、そんな将軍家の跡取り息子と似たようなところがあるのではないでしょうか。

親として、子どもをウイルスや細菌から守り、極力清潔な環境のなかで育てたいと願う気持ちはわかります。しかし、それが過保護になったり、清潔すぎる環境を与えることになるのです。

興味深いデータがあります。一つは、兄弟の数が多いほど、アレルギーになる子どもは少ない、というものです。

一人っ子だと、どうしても子どもに手をかけすぎてしまいます。何かにつけて「バッチイ、バッチイ」と子どもの行動を制限し、「ご飯の前はちゃんと石けんでキレイに手を洗いなさい」などと口やかましく言い、衣服や寝具などの子どもの肌に触れるものは抗菌グッズで揃える……といった具合になります。

しかし、**兄弟が多いと、みんなに目が行き届かない分、少しいい加減になって、その結果アレルギーが抑えられたのです。**

また、第一子はほかの兄弟に比べてアレルギーになりやすいこともわかって

第一子はアレルギーになりやすい

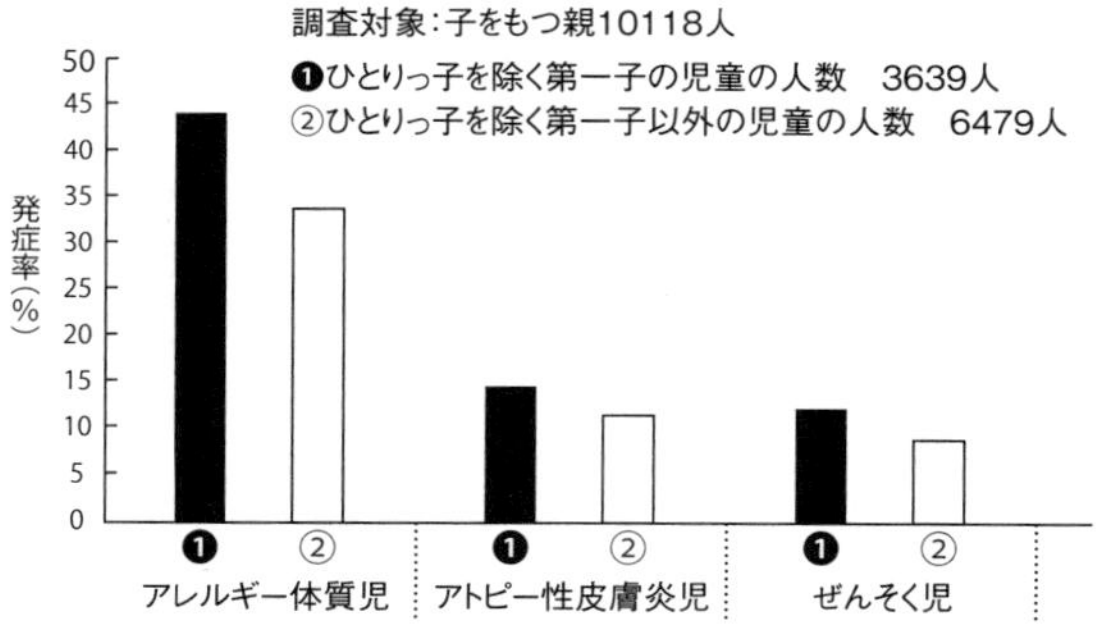

出典：中岡嘉子、千葉康則　日本小児アレルギー学会誌 1994年

います。

お母さんも第一子には、神経質に手をかけ育てるのでしょう。第二子、第三子になると、いい意味で手を抜くのだと思います。

たとえば、第一子には必ず哺乳瓶を煮沸して洗っていたけれど、第二子以降は煮沸しなくなります。あるいは、おっぱいをあげるときに、最初の子には乳首を消毒していたけれど、次の子からはそのまま飲ませるなど、**子どもをあまり清潔にしすぎないように育てることになり、アレルギーを抑えられたのです。**

同様の調査がイギリスでも行われていますが、結果は同じでした。

●――早くから保育園に預けられた子どもは強くなる！

親が手をかけすぎないという部分では、早くから保育園に預けられた子どものほうがアトピーになりにくい、というデータもあります。

保育園には、大勢の子どもたちがいて、いっしょに遊んでいます。オモチャなどその辺に転がっている物をみんなが触り、その手をしゃぶったり、つないだりしながら、自然とウイルスや菌にさらされる機会が多いのです。そのおかげで、幼いうちから免疫力がつくのです。

一方、家で子育てをしているお母さんは、子どもの一挙手一投足を見ていますから、たとえばテーブルや床に落ちたものを拾って食べようとしたり、オモチャを触った手を口にもっていったりすると、つい「バッチイからダメ！」と叱ります。

また、部屋を神経質なくらいキレイに掃除したり、子どもの触れる物を消毒したりで、一生懸命に子どもをウイルスや菌から守ろうとします。それが逆効果になって、アレルギーを発症させてしまう結果になるのです。

また、母親が働いている場合には、子どもがアレルギーになりにくいこともわかっています。

●——子どものアレルギーを予防する食事のルール

土の上の餌をついばんでいる地鶏と、ハウスのなかで人からもらっている餌を食べているブロイラーというニワトリと、どちらが元気でしょうか。地鶏の肉とブロイラーの肉と、どちらがおいしいでしょうか。地鶏が元気だったり肉がおいしいのは、土の上の餌を食べるときについでに土壌菌も口にいれているからです。私たちの最近の研究によると、土壌菌を腸内に入れると腸内細菌が元気になることがわかりました。

私は、子どもをアトピーにさせない方法として、

「第一に、子どもの食べものは主として落ちたものを食べさせること。第二に、食事中に必ず足の指をなめさせることだ」と述べています。

それを聞くと全員が「先生は非常識だ」と言いますが、私の言っていることが常識であって、それを笑うみなさんのほうが非常識なのです。

乳幼児が何でもなめたがるのは、バイ菌を体内に入れようとするためで、彼らはそれが健康にいいと、本能的に知っているのです。

お母さん方にそういう指導をしている私ですから、孫がアトピーやぜんそくなどのアレルギーになったのではスジが通りません。それで、医者をやっている娘たちには、孫のために先の2つのルールを守らせました。

最初はイヤがっていましたが、最後には私の意見を取り入れて、私の指示通りにしてくれました。下の娘の子どもは男の双子で、私が指導するまでもなく、食事どきはテーブルの上を転げまわって、足で茶碗を蹴飛ばし、テーブルに散乱したご飯を手づかみで食べるという、非常にワイルドな食事風景を展開した

ものです。

おかげさまで孫四人全員が、アトピーやぜんそくなどになることなく、免疫力の強い子どもに育ってくれました。

「手を消毒して、きれいなお茶碗やお皿に盛られたご飯を食べて、落ちた食べ物は食べずに捨てなさい」

などとやってるのは、現代社会に住む人間だけなのです。

●──泥んこ遊びのススメ

子どもたちは遊ぶことが仕事です。しかし、都会では子どもたちの遊び場が減り、コンピュータゲームの登場もあって、外で遊ぶ子がめっきり減ってきたようです。

幼稚園に始まる「お受験ブーム」で、お勉強に忙しい子どもたちが増えている、という現実もありますが、健康のためにも、心の発育のためにも、外で泥んこになって遊ばせるようにしてください。

私が沖縄に行って調べたところ、「泥んこ遊びをしている子どもには、アレルギーが少なく、部屋でコンピュータゲームなどの〝一人遊び〟をしている子どもは、アレルギーになりやすい」ということが判明しました。

同様の調査は、『日本小児アレルギー学会誌』（１９９４年）にも発表されています。

子を持つ親1万人余りを対象にしたこの調査では、「屋内の遊びが多くなった」「全体として友だち同士の遊びが少なくなった」と答えた人のうち、40％前後の子どもがアレルギーになっていたのです。

泥のなかには、人体内に入ると良くない細菌も確かにいます。しかし、その細菌がいる確率はきわめて低いのです。一方で、子どもの免疫力を高めることに役立つ菌もたくさんいます。そういった菌にまったく触れさせないと、体の免疫力が弱まってしまうのです。

したがって、**「抗菌砂」で遊ぶと、かえって免疫力が落ちてしまうのです。**

「公園の砂場で子どもを遊ばせるのは汚いです。犬や猫の便があるし、砂にはバイ菌がいっぱいです。抗菌砂に替えましょう」と、以前はよく業者が売り込みをかけていたようです。

先に述べたようにニワトリだって、土といっしょに餌を食べる地鶏は、人工的な餌で育てられたブロイラーより、肉がしまっておいしいのです。土に含まれる土壌菌には、元気で健康な体を育む良い成分が豊富だということにほかなりません。

外遊びから帰って来たら、きちんと手洗いすることは必要です。しかし、殺菌成分の強い薬用石けんではなく、ふつうの石けんを使ってください。

また、休みの日にはどんどん、アウトドア体験をさせてあげましょう。自然と触れ合い、泥んこ遊びをすると、免疫力が高まるだけでなく、楽しい気持ちにもなります。

後で詳しく述べますが、そういう幸福感が得られることもまた免疫力を高めることにつながるのです。

アレルギーと予防接種

BCGを受けた子どもは免疫力が高い

たいていの人は子どもの頃、ＢＣＧという予防接種を受けた経験があると思います。結核菌による感染を予防する生ワクチンです。

以前は、生後４歳未満の乳幼児と小学１年生を対象に、まずツベルクリン注射をして、検査の48時間後に腫れ具合を判定します。その腫れが９㎜以下だと陰性で、ＢＣＧを接種していました。

現在は、５年ほど前に結核予防法が改正されたことにより、対象年齢が生後６カ月未満に引き下げられています。乳幼児期に重症結核にならないよう、早期に予防することになったのです。それにともない、ツベルクリン反応検査は行わないようになっています。

ところで、**「BCGを受けた子ども、なかでも追加免疫を受けた子どもほど花粉症になりにくい」**というデータがあります。これは耳鼻科の先生方が言い始めたことで、**結核菌が花粉症を抑えている**ことがわかりました。

4章「アレルギーの仕組み」のところでも説明しますが、結核菌は、細胞内寄生菌（病原菌）の増殖を抑制する働きがあり、この免疫系が強いとガンを抑え、またもう一つの免疫系が強いと花粉症だけではなくアトピーやぜんそくなどのアレルギーにもなりにくくなります。**結核菌はこの2種類の免疫系を強くするのです。**ちなみに、丸山ワクチンというのは、結核菌のそういう作用を利用した薬です。

また、私たちの最近の研究によると、アレルギー反応を抑えるのは、回虫や結核菌ばかりではありませんでした。

結核菌などに加え、もっとも効果的な働きをしているのが、私たちの腸のな

かに棲む腸内細菌だったのです。

抗生物質が免疫力を落とす!

「感染症には抗生物質」と、相場が決まっています。微生物が産出する化学物質である抗生物質には、細菌の活動を抑える作用があります。みなさんも風邪をひいたときなど、抗生物質を処方された経験があるでしょう。

しかし本来、**抗生物質は細菌にしか効果がありません。たいていの風邪はウイルス性なので、抗生物質は本当は効かないのです。**

医師が抗生物質を処方するのは、風邪で抵抗力が弱っている人は、ほかの細菌の影響を受けやすいからです。元気なときは免疫システムが正常に機能しますが、病気になるとふつうなら何でもない菌が抑えられずに、何らかの感染症を起こす危険があるからだと医師は説明しています。

つまり、風邪のときの抗生物質は、感染症の予防という意味合いで処方されているわけです。

しかし、風邪のときに抗生物質を使うと、逆に風邪が治りにくくなることがわかってきました。それればかりでなく、**体の免疫力が低下してしまうことが明らかにされたのです。**抗生物質は風邪の原因ウイルスに効かないばかりでなく、免疫システムに関わる他の菌にも作用して、その活動を抑制したり、腸内細菌のバランスを崩したりすることになるのです。

つまり、抗生物質によって腸内細菌が大幅に滅菌された結果、免疫システムが変調をきたし、アレルギー症状が誘発される危険があるということなのです。

しかも、抗生物質を使いすぎると、皮膚常在菌や腸内細菌などの一部が「耐性菌」に変異する場合があります。耐性菌とは、抗生物質に抵抗性を持つ菌のことで、細菌が生き残りをかけて、「やられてなるものか」と抗生物質に対して抵抗性をもってしまった結果です。

実際、**抗生物質を多用された子どもで、中耳炎を起こす菌が耐性菌となり、なかなか治らない、といったことも起こっています。**

さらに、そんな耐性菌が増えると、いくつもの抗生物質に抵抗性を持つ多剤耐性菌も出現してきます。それが大規模な院内感染につながるなど、問題が深刻化しています。

私の〝人体実験〟の成果

土壌菌を飲んで、元気百倍！

「腸内細菌などの微生物がアレルギー予防の特効薬になる」と言い続けて数十年たちました。しかし、なかなかわかってもらえないので、私はある種の人体実験のようなことをやっています。

その一つが、土壌菌を飲むことです。土のなかには1g当たり数億個の微生物がいるので、彼らを飲んで腸に棲んでもらっているのです。

大豆を発酵した製品を調べてみると、数多くの種類の細菌類が存在していることがわかりました。そのなかには、乳酸菌などの人間の腸のなかに入って腸の働きをよくする細菌類の他、数多くの土壌菌が含まれていました。これらの土壌菌を飲むと、私の腸内細菌が元気になることがわかったのです。そして、この大豆発酵食品には多くの細菌類の他、発酵の際に作り出された16種類のアミノ酸など、腸内環境を整える成分が豊富に含まれていたのです。

私はこのカプセルを毎日1錠飲んでいます。おかげで、元気百倍です。

ある高名な学者先生にオススメしたら、彼は「朝、勃起しました」と喜んでいました。そちらのほうの因果関係は不明ですが、そのくらい元気になるということでしょう。

15年共生したサナダムシ

他にも私は15年以上、お腹にサナダムシを飼っていました。これは、「寄生虫が人間の体にいいこともしている」

ということを、多くの方に知ってもらいたくて始めた〝人体実験〟の一環です。あちこちで話したり、書いたりしていますから、ご存じの方も多いかと思います。

サナダムシは、5代まで15年以上私の腸のなかで生き続けました。

ここ数年は、サナダムシのいない非常に寂しい生活をしていますが、5代・15年のサナダムシとの共生を通して、私の目的は十分に達せられたと自負しています。

実際、私はサナダムシがいても、そのせいでお腹が痛くなることはなく、アレルギー疾患にかかることもなく、病気知らずの元気な日々を送ってきました。

寄生虫たちが私の免疫力を高いレベルで維持してくれたのでしょう。

もう一つ、70歳を超えたいまなお年に一回以上、インドネシアや中国奥地に診療・研究のために出かけていることも、免疫力を鍛えてくれていると思います。

私が行くところは、一般的に言えばキレイ社会とは対極にある汚い場所ですから、細菌やウイルスにさらされる機会には恵まれすぎているほどです。

そして、そういった地での活動では、私は若い人たちよりずっと元気で働いています。

そうした事実や今まで述べてきたいろいろな経験によって、人類と共生してきた異物を排除することが、いかに現代人の体力や精神力を弱めているかを実感しているのです。

3章

腸が荒れると
アレルギーになる!?

腸内細菌は健康のバロメーター

年齢とともに変わる「腸内フローラ」

アレルギーを治療するうえでは、「自然治癒力」という東洋医学的発想を持つことが重要です。

「自然治癒力」とは、人間が生まれながらに持っている、病気やケガを治す力のことをいいます。ここまで述べてきたなかでは、皮膚常在菌やデーデルライン乳酸菌、腸内細菌なども自然治癒力のひとつです。

ここでは、その「自然治癒力」のなかでも最も大きな部分を担う腸内細菌について、お話ししましょう。

一口に腸内細菌と言っても、驚くくらいの種類と数があります。詳細な研究によると、大腸には500種類以上・100兆個以上の細菌が棲息しているといわれています。一つひとつの細菌の重さは限りなく0に近いけれども、総重量は約1・5kgにも達するといいます。

これら無数の細菌が腸のなかに「腸内フローラ」と呼ばれる〝細菌のお花畑〟を形成しているのです。

その**「腸内フローラ」は年齢とともに変化します。**乳幼児期の腸内にあるのは90%以上がビフィズス菌です。いわゆる善玉菌で、悪玉菌と呼ばれる大腸菌やウェルシュ菌などはごくわずかです。

ところが、成年期から老年期にかけて、ビフィズス菌は減少し、逆に悪玉菌の代表ともいえるウェルシュ菌が急増します。老年期の十人に三人は、ビフィズス菌がまったく見られないとも言われています。

腸年齢という視点で見れば、悪玉菌が増えていくことが老化の一つの表れと言えそうです。

ただし、これはあくまでも一般的な話です。実年齢は年寄りでも、腸年齢は若い人もいます。逆に、実年齢は若くても、腸は老年期のような人もいます。

実際、テレビ番組で20代の若い女性の便を調べたところ、通常は腸内細菌の10～15％を占めるビフィズス菌が0・01％以下だったことがあります。彼女はご飯を炊いたことがなく、お菓子ばかり食べていたそうです。

彼女のように**腸内細菌が〝老化〟していると、出産した場合、子どもはかなり高い確率でアレルギーになります。**胎児期に十分な免疫力を分けてもらえないからです。

いずれにせよ、体の元気は腸がつくるわけですから、いくつになっても腸年齢が若いに越したことはありません。腸内にビフィズス菌や乳酸菌などの善玉菌類を増やす必要があります。

●善玉・悪玉・日和見のバランスが大事

ここで「善玉菌」「悪玉菌」という言葉を使いましたが、本来は腸内細菌に善も悪もありません。

たしかに、**善玉菌の代表である乳酸菌群は、腸のなかを酸性にしています。多くの有害な菌は酸性状態では生きられないので、乳酸菌は外来の有害な菌からの攻撃を防ぐ作用があります。**

また、ビフィズス菌の菌体成分には、免疫力を増強する物質が含まれることがわかっています。「善玉」と呼ぶのにふさわしい働きをしてくれるわけです。

一方、悪玉菌はどうでしょうか。

たんぱく質やアミノ酸を分解して、インドール、フェノール、アンモニア、硫化物、アミン等の有害物質を生成します。これらの物質が腸から体内に送り出されると、さまざまな臓器が障害を受けます。

それで高血圧やガンなどの生活習慣病を起こしたり、老化を早めたりするため、悪玉菌と〝悪者呼ばわり〟されるわけです。

しかし、こういう悪い作用は、増えすぎるから起こるのです。善玉菌がたくさんいて、悪玉菌を抑えてバランスを保っていれば何も問題はないのです。健康な人の腸にも、悪玉菌がいるのは、良い働きもしているという証拠です。

それに、たとえば**大腸菌には、ビタミンを合成したり、他の有害な細菌が大腸に定着するのを阻害するなど、私たちを病気から守ってくれる働きもあります。**大腸菌は増えすぎると悪さをしますが、良いこともしているのです。

だいたい日本人は、善玉・悪玉に分けると、善玉ばかりものすごくかわいがって、悪玉をとことんいじめ抜く傾向があります。

善玉・悪玉に分けたとしても、悪玉菌は決して「いらないもの」ではありません。加えて腸内細菌には、善玉・悪玉の中間というか、**ふだんは人間に良いことをしているけれど、体調を崩すと悪さをする「日和見菌（ひよりみ）」と呼ばれる細菌もあります。**

一番大事なのは、大きく分けて3種類の腸内細菌——善玉菌・悪玉菌・日和見菌のバランスがとれていることなのです。

「善玉菌いっぱい、日和見菌ほどほど、悪玉菌少々」が、腸内細菌類の最もバランスがとれた状態といえるのです。

●——コレラになる人、ならない人

50年以上前ですが、「無菌動物を使った寿命実験」というものが行われたことがあります。体内に細菌のいないネズミと、常在しているネズミでは、どちらの寿命が長いかを調べた実験です。

その結果、無菌ネズミのほうが約1・5倍長生きすることがわかりました。

「やっぱり、無菌状態のほうがいいんじゃない」

という声が聞こえてきそうですが、それはちょっと早計です。

なぜなら、無菌ネズミは無菌状態で育てたから長生きしたのであって、私たちがふだん生活している場に連れ出すと、たちまち死んでしまうからです。**体内に細菌がいないと、外から入ってくる細菌に抵抗できないのです。**

また、別の実験で、「腸内細菌のいるモルモットと、無菌のモルモットにウェルシュ菌を与えるとどうなるか」というものがあります。

その結果、腸内細菌のいるモルモットはすぐにウェルシュ菌を排泄して健康を維持できましたが、無菌のモルモットはウェルシュ菌を腸内で増殖させて死んでしまったのです。

人間の世界でも、コレラや赤痢、O―157などが流行ったとき、同じ環境にいて同じものを食べていても、発症する人としない人がいます。

これは、腸内常在菌がバランスよくいるか否かの差が出たのです。バランスのいい人はこれらの悪い菌に抵抗する力があり、バランスの悪い人は抵抗できないのです。

このことから明確なのは、善玉菌だけをかわいがって、**悪玉菌のすべてを徹底排除すると、病原菌に対する抵抗力を弱めてしまうということです。**

●Ｏ−157は清潔な場所で猛威を振るう!

それにしてもなぜ、大腸菌は悪者扱いされるのでしょうか。おそらく、江戸や明治の時代に、

「東京湾の水は汚染されていて、大腸菌が見つかった。ということは、コレラ菌や赤痢菌もいるかもしれない」

ということで、大腸菌が汚染の指標になったことが始まりでしょう。

しかし、何度も言いますが、大腸菌そのものは悪くはありません。たとえば、私たちが食べる**野菜の主成分、繊維質（セルロース）を分解してくれるのは、大腸菌をはじめとした腸内細菌なのです。**

そんな大腸菌を私たちは抗生物質や殺菌剤でいじめました。

しかし、大腸菌も生き物ですから、生き延びることに必死です。人間のいじめに何とか抵抗しようと、遺伝子を変えたりしながら約２００種類くらいの

〝変種〟を生み出しました。その157番目に生まれたのが「O―157」なのです。

このO―157は毒素を産生する菌です。ただ、全部で100のエネルギーがあるとしたら、そのうちの70を毒素の産生に使うので、生きる力は30ほどしかありません。生きる力が弱いとてもヤワな菌です。だから、雑菌の多いところでは生きていけません。屋台や私の家の台所のように、雑菌だらけのところにいたとしても、すぐに雑菌に殺されてしまいます。

したがって、**世界一キレイな学校給食の場でO―157が猛威を振るえたというわけです。**

その運び屋と疑われたのがカイワレダイコンです。無菌で育った野菜だからです。土から生えた大根だと、いろんな菌がいますから、O―157などすぐに雑菌に殺されてしまって運び屋にならないというわけです。

また、O―157を飲み込んでしまっても、みんなが下痢を起こすわけではありません。腸に〝大腸菌〟が多く存在するとO―157が追い出されてしまいます。

実際、大阪の堺でO—157が流行したときに小学生の便を調べたところ、O—157がたくさんあるのに一度も下痢をしていない子どもが30％もいました。

一方、ちょっと下痢をした子どもは58％で、何度も下痢を繰り返して入院するほどの重篤(じゅうとく)な症状をきたした子どもは12％でした。

追跡調査をしてわかったのは、O—157で重症になった子どもはみんな、山の手の一戸建てに住む子どもたちでした。お母さんが清潔に対して非常に神経質で、子どもに泥んこ遊びもさせていませんでした。一方、一度も下痢をしなかった子どもは、揃って下町育ちでした。泥んこ遊びをする子たちだったのです。

O—157が存在するのは、大腸菌をいじめたアメリカ、カナダ、日本、ドイツ、イギリス、フランスなどの「キレイ社会」だけです。

私の好きなインドネシアには存在していないのです。

現代人の腸内細菌が減っている

便の量でわかること

人間がほぼ毎日排泄する便の約半分が、生きている、あるいは死んでいる腸内細菌であることをご存じですか。

便1g当たりに約1兆個の細菌がいると言われています。

私たちが食べたものは、食道、胃を経て腸に入り、約7mの〝旅〟をします。なかでも一番長いのは小腸です。その長さは約6mあり、表面にはたくさんの襞（ひだ）や「絨毛（じゅうもう）」と呼ばれる細かい突起が生えています。切って広げると、その表面積はテニスコート一面分、約200㎡もあります。

この小腸で、食品中の成分を認識し、栄養分を吸収しています。そうして〝残りカス〟が大腸に送られ、ここでも吸収されなかった〝残りカス〟がさらに直腸にいって溜められます。これが便なのです。だいたい24～72時間ほど直腸で溜められて、量が多くなった時点で脳に刺激が伝わり、排便されます。

現代人の正常な便は150～200gくらいです。戦前は350gほどあったのですが、食物繊維の摂取量が減ったことで、食生活の変化とともに便も欧米化してきたということです。

食物繊維は腸内を掃除してくれます。便の量を増やし、有害物質を吸着して体外に出してくれるのです。それによって腸内を、ビフィズス菌などの腸内細菌が棲みやすい環境に整えるわけです。

私は以前、フィラリア病の調査のために毎年のようにパプア・ニューギニアに行っていましたが、現地の人たちは、一日に1kgもの便をしていました。

彼らは毎日、主食にイモ類、副食に野菜と豆類だけを食べていました。どれも食物繊維が豊富に含まれた食品ばかりなので、免疫力も強くなっていました。

私は若々しく元気な彼らを見て、いかに食物繊維が腸内環境に良いかを再認識しました。

便が小さくなっている現代の日本人は、腸内細菌が減っているということが考えられます。食物繊維が少なくなって、腸内細菌のバランスを崩している可能性があります。

つまり、便が小さくて貧弱なのは、腸内フローラが異常をきたしている証拠なのです。事実、小さな便には、ビフィズス菌が非常に少なく、かなりの割合で悪玉菌が増えていることが証明されています。

●便が小さい人はアレルギーになる？

腸内細菌が減少することとアレルギーの間には、深い関係があります。それは、**腸内細菌が分泌するたんぱく質にはアレルギーを抑える働きがあるからです。**

その仕組みについては次の章でお話ししますが、腸内細菌が少なければ、それだけアレルギーを招く危険が高まることがわかっています。

現実に、小さくて貧弱な便をするお母さんから生まれた子どもたちの多くが、アトピーやぜんそくなどに苦しんでいます。お母さんの腸内フローラがバランスを崩しているために、赤ちゃんがその影響を受けてしまうのです。

ちなみに、立派な便とは、つやのある黄土色で、バナナのような形状をしています。匂いもあまりきつくないのが特徴です。

逆に、色が黒ずんでいたり、赤かったり、形が細切れだったり、コロコロに固かったり、水分が多くて泥状だったり、強い匂いがする便は腸内細菌のバランスが崩れている、あるいは食生活が乱れている、ストレスがある場合に見られます。

便は健康のバロメーターなのです。腸内フローラを整えるためにも、常にチェックしておくといいでしょう。

腸内細菌が喜ぶものを食べよう

何よりのごちそうは乳酸菌

近年、健康に役立つ微生物を用いて、腸内環境を管理する「プロバイオティクス」という研究が進んでいます。

わかりやすく言えば、腸のなかの乳酸菌やビフィズス菌を増やし、理想的な腸内フローラをつくろうとする研究です。

その一つの方法が、乳酸菌やビフィズス菌が入ったヨーグルトを食べたり、乳酸菌やビフィズス菌が入った健康食品を飲んだりすることです。

近年は、L・カゼイ・シロタ株など、「生きたまま腸に届く乳酸菌やビフィズス菌」が注目されています。この種の乳酸菌やビフィズス菌は、人間の体の免疫細胞に作用して、活発に働くことがわかっています。アレルギーの発症を抑える効果も期待できます。

しかし、「生きたまま腸に届く」かどうかは、そう気にする必要はありません。**これらの菌は胃酸に弱く、90％近くが胃で死んでしまいますが、それでもかなりの効果が得られます。**

その秘密は、これらの細菌が出す分泌液にあります。食品として口から入った乳酸菌やビフィズス菌は、胃で死んだとしても、分泌液が餌となって、もともと腸にいる乳酸菌やビフィズス菌を増殖させるのです。

●善玉菌の餌になる物質を

また近年は、生きた細菌だけではなく、善玉菌の餌になる物質を腸内に取り込もうという研究も盛んに行われています。

こちらは「プレバイオティクス」と呼ばれ、**善玉菌の餌であるオリゴ糖、糖アルコール、水溶性食物繊維などを使って、善玉菌を増やそうという試みです。**

なかでもオリゴ糖は、熱や酸に強く、腸まで到達しやすい特性を持っています。日本栄養・食糧学会のデータによると、オリゴ糖を飲む前と1週間後、2週間後で腸内細菌類を比較した場合、ビフィズス菌の占める割合が17・8％から38・7％、45・9％にまで増えています。

ただし、オリゴ糖の摂取をやめると、1週間で元の状態に戻ってしまいます。つまり、**オリゴ糖は摂取し続けることが重要なのです。**大豆やゴボウ、タマネギなどに多く含まれるので、意識的・積極的にこれらを使った料理を食べ続けるといいでしょう。

このほか、キシリトールという糖アルコールは虫歯の原因菌の増殖を抑えることで知られていますが、腸内細菌の餌にもなるし、肺炎球菌を抑える作用もあります。

もちろん、乳酸菌・ビフィズス菌を食べ物からとることも大切です。日本人は昔から、糠漬けや味噌、納豆などの発酵食品から、乳酸菌をとってきました。日本人がヨーグルトなどの「発酵乳」を日常的に摂るようになってから、まだ60年ほどですが、それよりはるか以前から発酵食品を食べていたのです。

前に触れた食物繊維と併せて、善玉菌の餌になる食品をとるよう心がければ、腸内環境が自然に整い免疫力が高まるというわけです。

糖のとりすぎは腸を荒らす

「太るのはイヤ。でも、お菓子は食べたい」

そんな気持ちから、食事がわりにお菓子を食べる女性が少なくありません。

本人はそうやって摂取カロリーをコントロールしているつもりでも、それは百害あって一利なしです。習慣化すると、腸内細菌を貧弱にし、乳酸菌やビフィズス菌などの善玉菌を減少させてしまいます。それは、**ブドウ糖などの単糖類は腸内細菌の餌にはならないからです。**

結果、便秘や肌荒れになったり、免疫力の低下によりアトピーをはじめとするアレルギーやガンなどを引き起こしたりする危険もあります。

お菓子を食べるな、とは言いません。糖類はエネルギーをつくり出す大事な栄養素です。しかも、ジュースや甘いお菓子に含まれるブドウ糖などの単糖類は、体内に吸収されるスピードが速く、血糖値を急激に上昇させますから、運動などで体力を消耗して疲れたときには効率的な栄養補給ができます。

しかし、危険なこともあります。それは「血糖値を急激に上げすぎる」ことです。実は私自身、単糖類のとりすぎで大変な目に遭ったことがあります。

夏の猛暑のなか、休みなしで仕事をしていたときに、ついジュースやお菓子を一気に飲み食いしてしまったのです。「疲れたときには糖が必要だ」「脳のエネルギーはブドウ糖だけだ」という思い込みがあったからです。

しかし、それは私の間違いでした。単糖類をとると一時的に元気になりますが、膵臓（すいぞう）が働きすぎたのです。糖を分解しようと盛んにインスリンを分泌し、やがて膵臓が疲弊して体調を崩してしまったのです。

それ以来、糖は「ゆっくり血糖値を上げる」食品を中心に摂取するようにしています。

糖分の多いジュースを飲んだり、あめをなめたり、お菓子を食べたりすると、血糖値が急激に上昇するので、体が慌ててインスリンを多量に出して、すぐに低血糖になります。すると、頭がふらふらしてきて、また甘いものを食べるようになります。その繰り返しで、脳の使うエネルギー源が増えたり、減ったりしていると、脳は混乱してしまうのです。このことが最近の若い人の「キレる」原因にもなるのです。

腸内環境を整える意味でも、脳を正常に働かせる意味でも、日本の伝統食を豊富に摂ることをオススメします。精製されていない穀類、豆類、野菜類、発酵食品など、バランスのとれた食事をすれば、腸内細菌の餌になるものをたっぷり取り込めますし、血糖値をゆっくり上げながら、糖分補給もできます。

腸内環境を乱す、現代人の〝ゲテモノ食い〟

「いままで食べたなかで一番珍しい食べ物は、香港のサルの脳みそです。中国の広東では、炒ったゴキブリに塩をふって食べました。パリパリッとして、おいしいですよ。

あと、コウモリはフルーツを食べているからおいしいです。これは、日本脳炎ウイルスをコウモリが持っているんじゃないかという推測をして、ウイルスを分離した後に食べました。研究の一環です。

そうそう、私はサナダムシのキヨミちゃんをお腹に飼っていましたが、そのサナダムシを照り焼きにして食べたこともあります。コリコリして、けっこういけます。サナダムシはヒトの腸管と同じ構造をしていて、ビタミンとか酵素とか、生きるために必要な最低限のものを持っているので、栄養にいいだろうと思って食べたんです」

私がそんな話をすると、たいていの人が気持ち悪がります。〝ゲテモノ食い〟と言われることもしばしばです。

しかし、我々人類が地球上に生まれたとき、どんなものを食べていたかを想像してみてください。身近にいるゴキブリなどの虫たちが、一番お手軽に手に入るたんぱく源だったのです。少し時代が進むと、狩りをして野山を駆け回る獣を獲ったり、川や海の魚をつかまえたりしました。とにかく生き物を食べていたわけです。

ところが、私たちはいま、**生き物ではないものを食べるようになりました。**虫も食べないキレイな野菜、ホルモン注射をし抗生物質を投与しながら育てたブタやニワトリ、いつまでも腐らないリンゴなどなど生き物とはいえないものばかりを食べています。最近では、防腐剤や食品添加物の入っていない食品を探すのが難しいほどです。

人類35億年の歴史のなかで、こういう生き物ではない人工的なものをとるようになったのは、ここ40年くらいなのです。こんなものを食べるほうが〝ゲテモノ食い〟であると私は思います。

人工的なものは人体にとって、ある日突然やってきた「異物」のようなものです。だから、腸内細菌は弱ってしまうのです。アトピーやぜんそくなどのアレルギーを発症する人が増えてきた原因の一つは、そういう現代人の〝ゲテモノ食い〟にあると言えるでしょう。

人工的につくられた食材に加えて、ファストフードやコンビニ食、電子レンジで食べられる調理品、一度味わうと麻薬のようにしじゅう食べたくなる化学調味料とそれを使った食品など、**私たちは便利さと引き換えに、体内に異物をどんどん取り込んでいるのが実情です。**

そんな食生活を長く続けていたら、当然腸内細菌がダメージを受け、免疫力が落ちることが考えられるのです。

生の水が生きる力を与える

私は寄生虫学や感染症学を専門にしていますが、熱帯・亜熱帯地帯でフィールドワークをする一方で、水の研究を進めてきました。多くの病原体が飲料水経由で人体に取り込まれることがわかったからです。

世界の飲料水事情を調べるために訪れた国は、70カ国ほどになります。印象的だったのは、どの地域の水も**「自然と共生する水」**になっていることです。

そして、いろんな水に出合うなかで確信したのは、**「カルシウムを多く含む、アルカリ性の、酸化還元電位の低い生の水こそが、人間の体にいい水である」**ということです。

たとえば、ネパールの山岳地帯では、地鶏や野豚が弱アルカリ性で酸化還元電位の低い水をおいしそうに飲んでいました。山岳地帯に流れる谷川の水はミネラルをたくさん含んでいる水でした。ネパールのフンザ族や、南米の奥深い高原地帯に住むビルカバンバの人たちなどに１００歳を超える長寿者が多いのも、ミネラル豊富な水を飲んでいるからということがわかりました。

ミネラルのなかでも重要なのはカルシウムです。**カルシウムには体内の栄養素や老廃物を運ぶ役割があって、とくに血液中のカルシウムは人間が生命活動を営むうえで最も重要なのです。**少しでも減ると、副甲状腺がホルモンを放出してＳＯＳ信号を発し、骨や歯に含まれているカルシウムを血液中に溶出させて補おうとします。これが骨粗しょう症を引き起こすのです。

しかも、その時しばしばそのＳＯＳ信号が止まらない場合があります。そうなると、血液中にカルシウムが必要量よりはるかに大量に溶出され、血管壁に付着します。その結果、血管の弾力が失われ、動脈硬化を起こす危険が高まります。当然、心筋梗塞（こうそく）や脳卒中を発症しやすくなります。

その点、カルシウムを豊富に含む「硬水」を日常的にたっぷり飲んでいると、血液中のカルシウム量が適量に保たれます。したがって、副甲状腺はホルモンを放出する必要がなく、過剰のカルシウムが血管壁に付着する事態を防ぐことができるのです。

またカルシウムには、腸の蠕動運動を活発化して便秘を防ぎ、皮膚や粘膜に炎症やじんましんなどが起こらないようにする働きもあります。アレルギーの予防にもなるわけです。

このように、カルシウムが豊富であることに加えて、酸化還元電位の低い水であることは重要なポイントです。活性酸素にさらされている現代人にとって、その活性酸素を分解・除去する力のあるこの水がベストなのです。

水道水には、細菌を殺して水を衛生的に保つための塩素が添加されています。塩素は感染症や中毒を防ぐ作用がありますが、これが人体に入ると活性酸素を生じることがわかっています。

活性酸素は細胞を傷つけてガン細胞に変えたり、糖尿病や動脈硬化などの生活習慣病を引き起こしたりする原因になると考えられています。

また、塩素殺菌を行う際にできるトリハロメタンという物質は、発ガン物質になり、当然体に悪さをします。

また、有機物や無機物が除かれた蒸留水も、体に毒です。純粋な水だからいいように思うかもしれませんが、まずくて、とても飲めたものではありません。水中に酸素がまったくないので、蒸留水のなかに淡水魚を入れると、たちまち死んでしまうのです。人間も、絶食状態で蒸留水を一定量以上飲むと死に至ると言われています。**蒸留水が生物の体内に入ると、体に必要な物質を溶かし、奪い取ってしまうからです。**

同じ意味で、湯冷ましの水を飲むと困ることがあります。

昔は飲料水にバイ菌のいることが多かったので、お母さんたちは水を一度煮沸した湯冷ましを赤ちゃんに飲ませたものです。しかし、沸かした水は蒸留水同様、酸素が少なく、人体に必要なミネラルも少ないのです。加えて、その水に硝酸塩などの有害物質が混入していると、煮沸することによってその有害物質が濃縮される危険もあります。

大切なことは、人工的な手を加えられた水よりも、自然のままの状態の生の水が、体にとって一番いい水だということです。近年はいろいろな種類の生の水――ミネラルウォーターが市販されているので、自分に合ったものを飲料水として利用するといいでしょう。

●体にいい水とは?

ミネラルウォーターにはそれぞれ、機能的な特徴があります。それを利用して健康に役立てることが可能です。いくつか、紹介しておきましょう。製品名の後の（　）内は原産地です。

●高コレステロール

・エビアン（フランス／ローヌ・アルプ地方エビアン・レ・バン）
・ヴィッテル（フランス／ヴォージュ山脈ヴィッテル村）
・サンベネデット（イタリア／スコルゼ）

など、硬度が200～300mg／ℓの硬水。カルシウムが補える

●生活習慣病やガン

・仙人秘水（日本／岩手県釜石市甲子町）

・アルカリイオン水

・水素水

など活性酸素を除去する機能を持つ

●肩こりやむくみ、疲労感

・ペリエ（フランス／南フランスヴェルジェーズ）

・サンペレグリノ（イタリア／ロンバルディア州）

などの炭酸水。炭酸ガスに含まれる重炭酸イオンに、疲労物質である乳酸を中和する作用がある。血行も良くなる

●便秘・ダイエット

・コントレックス（フランス／ヴォージュ山脈）

・ゲロルシュタイナー（ドイツ／ゲロルシュタイン）

・超硬水マグナ１８００（日本／大分県長湯温泉）

などマグネシウムが胃腸に働きかけて便通をスムーズにする超硬水

●糖尿病の改善

・ぞっこん水（日本／愛媛県四国カルスト）

・命のみず（日本／三重県奥伊勢）

などカルシウムとケイ素を含む中硬水

生のミネラルウォーターは、体にいい種々の特徴を持っています。

まず、水のなかに含まれているカルシウムは動脈硬化を防ぎます。したがってコレステロール値の高い人にはカルシウム含有量の多い硬水を飲むことをオススメします。生活習慣病やガンの心配な人は、その原因になっている活性酸素を除去する水を飲むとよいでしょう。

パソコンなどでいつも疲れている人は疲労物質を取り除く作用のある炭酸水を、便秘症の人は硬度の高い「超硬水」を飲むとよいでしょう。この水には腸の蠕動運動を活発にするカルシウムと、便を軟らかくするマグネシウムを多く含むからです。

また、代謝が乱れ、組織が弱ってきている糖尿病の人は、それを防ぐカルシウムとケイ素を含む水を選んで飲んでください。

このように、水の成分によって効果・効能はさまざまです。体調によっては注意が必要なものもあるので、少しずつ試しながら、体に合う水を見つけてください。

ちなみに私は、抗酸化力が期待される「仙人秘水」を飲んでいます。活性酸素を除去し、錆びない体にするためです。

私たちの体の約3分の1は水でできています。

そして、1日約2・5ℓの水分を摂取しなければ生きていけません。だからこそ、水は大切なのです。

お腹の調子が悪いと、突然、食物アレルギーに⁉

●食物アレルギーとは？

食物アレルギーとは、卵や牛乳、乳製品、小麦、蕎麦、ピーナッツなど、特定の食物を食べた後に、アレルギー症状が起きることをいいます。具体的な症状は次の通りです。

●皮膚粘膜症状

皮膚症状――かゆみ、じんましん、湿疹、浮腫（ふしゅ）など

眼症状――結膜充血、かゆみ、涙、瞼の浮腫など

口腔内咽頭症状――口のなかや唇、舌などの違和感、喉のかゆみ・イガイガ感、声のかすれなど

●消化器症状

腹痛、嘔吐、下痢、血便など

●呼吸器症状

くしゃみ、鼻水、鼻づまり、呼吸困難、せきなど

●全身症状

多臓器に症状が現れるアナフィラキシーというショック症状を引き起こす。全身がぐったりして、意識障害や血圧低下を起こすこともある

アレルギー情報センターによると、わが国の「食物アレルギー有病率」は、乳児が約10％、3歳児で約5％、学童以降が1.3～2.6％程度で、全年齢を通して1～2％と考えられます。

特徴的なのは、乳児の食物アレルギーの多くはアトピーを合併していること

です。したがってアトピーが発症した場合には、食物が関係している可能性が高いので、食事との関係を調べてみることが必要です。

食物アレルギーが起こる発端は、**原因食物のたんぱく質を腸内でアミノ酸まで分解できず、たんぱくのまま吸収してしまうことです。**

それによって抗体ができて、アレルギー症状が出現するのです。

それでは、どうして原因食物のたんぱく質を腸が分解できなくなったのでしょうか。その原因の一つに、たまたまお腹の調子が悪くて下痢をしているときに、その食べ物を食べてしまうことがあります。

「いままで大好物だったのに、ある日突然、生ガキを食べると当たるようになった」

「どういうわけか、突然、ピーナッツのアレルギーになっちゃった」

「いつの間にか、蕎麦アレルギーになったみたいだ」

そういった話をよく聞きます。

こんなふうに大人になってから突然発現する食物アレルギーは、たいていが

腸の荒れているときにその原因食物を食べたことが引き金になります。

乳幼児の場合には、母乳で免疫システムを整える前に、早くから離乳食を与えると、腸管を荒らしてしまった結果、卵などの食品のたんぱくがそのまま吸収されてアレルギーを起こすのです。

●免疫細胞がヒマになった？

食物アレルギーを含むアレルギー病の治療法に「脱感作療法」というものがあります。

これは、アレルギー反応を軽減させるために、少量のアレルゲンを投与し続け、段階的にアレルギー症状を緩和していく方法です。

しかし、この療法は医師の指導の下で、場合によっては入院加療を行わないといけません。個人でやると、アナフィラキシーショックを起こすなど、命に関わる重篤な症状をきたす危険があるのです。「試しに自分でやってみようか」なんて気は、絶対におこさないようにしてください。

この脱感作療法は言い換えれば、免疫細胞を忙しくさせるものということができます。

人間の体には、寄生虫や細菌、ウイルスなどの異物が侵入してきたときに、それぞれを担当する免疫細胞が備わっています。たとえば、結核菌が侵入してきたら結核担当免疫細胞が「出て行け」と阻止し、病気のウイルスが侵入してきたらウイルス担当免疫細胞が排除してくれます。

ところが、人間がひたすらキレイ社会を求める過程で、寄生虫も細菌もウイルスもほとんど体内に侵入することがなくなりました。

その結果、それまで体内で活躍していた、さまざまな免疫細胞が〝失業〟してしまったことでアレルギー病が増えてきたと考えることができます。

人間社会でも、職もなくぶらぶらしている暇な人間というのは、何かと問題を起こします。

それと同じで、各種免疫細胞たちはあまりにヒマになったものだから、従来は相手にもしなかった異物に反応して、抗体をつくるようになってしまったのです。

花粉に反応して起こるアレルギー反応が花粉症で、ハウスダストのなかのダニの死体などに反応しているのがぜんそくやアトピーです。食べ物がアミノ酸にまで分解されなかったたんぱくに反応しているのが食物アレルギーなのです。

このように、寄生虫や細菌などのいろいろな微生物に対応していた免疫担当細胞が失業してしまった結果、花粉やダニなど反応しなくてよいものに反応してアレルギー性疾患を生み出したというわけです。

4章

アレルギーの仕組み

不潔な水に病原菌がいないワケ

──インドネシア・カリマンタン島でわかった事実

私はもともと整形外科の医者でした。ところが、医学部を卒業してインターン生になったばかりの頃、熱帯病調査団の団長だった加納六郎教授とトイレで会ったのが運のつきでした。ムリヤリ調査団の荷物持ちにさせられてしまったのです。

私が大学時代に柔道部のキャプテンをやっていた関係で、加納教授に「柔道部員から荷物持ちを探してくれ」と頼まれていたことをすっかり忘れていて、「お前、責任をとれ」と言われたからです。

渋々向かった先は、奄美大島の西の町、古仁屋（現・瀬戸内町）でした。ここに、東京大学伝染病研究所奄美研究室がありました。私たちはその対岸にある加計呂麻島という小さな島で、当時住民約3分の2が感染していたフィラリアという風土病の調査を行ったのでした。

島には、フィラリアに感染したために、象のように脚の太くなった人たちがたくさんいました。その重い脚をひきずるように田畑に出かけ、農作業をしていました。畑に出ることができない婦人は家で、大島紬を織っていました。男性のなかには、陰嚢が巨大になって身動きもままならず、山奥の小屋に追いやられて一人で暮らす人もいました。

こんなひどい病気が世の中にあるのかと、私は大変なショックを受けました。1950年代半ば、近代化の道をまっしぐらに進む日本に、これほど悲惨な風土病があるのかと目を疑ったほどです。

この現実を目の当たりにしたことと、加納教授の「お前は不器用だから、整形外科医には向かない。寄生虫や細菌、ウイルスなどの微生物を相手にするほのでした。

うがいいだろう」という〝助言〟があって、寄生虫学・微生物学に転向したのでした。

以来数年、私は沖縄や奄美のフィラリア流行地を訪れ、「風土病との闘い」に明け暮れました。その甲斐あって、1972年に日本からフィラリア病を消滅させることに成功しました。

さてその少し前の1960年代に、インドネシアのカリマンタン島では、ラワン材を伐採して輸出するというインドネシアの国家事業が開始されました。その事業に三井物産や三菱商事、伊藤忠商事、住友林業、ヤマハなど木材を扱う多くの日本の会社が参加したのです。

たくさんの日本人の商社マンや木材伐採の技術者たちがカリマンタン島に出かけていきましたが、その際、多くの人たちがマラリアやアメーバ赤痢などの熱帯病にかかってしまい、三井物産の支店長やヤマハの部長も亡くなりました。

そこで私は「私が日本で唯一、熱帯病を知っているドクターです」と名乗り出て、半年間原地に滞在して、熱帯病患者の治療にあたることになったのです。

そんな経緯があって1968年、私はカリマンタン島に出発しました。それが、アレルギー研究の始まりとなったのです。

〝便の河〟の住人にはアレルギーがない！

日本を出発した私は世界で三番目に大きな島、ボルネオの南部約72％を占める通称・カリマンタン島に向かいました。インドネシアの首都ジャカルタで飛行機を乗り換え、カリマンタン島第一の都市バリックパパンに着き、それからスピードボートでジャングルのなかを悠々と流れるマハカム河を上流に上ることと6時間。タンジュン・イシュイ村の掘っ立て小屋のような小さな診療所が、私の〝住まい〟でした。

反射的に「こんなとこ、イヤですよ」と言った私に、三井物産の部長さんが言った言葉はいまでも忘れられません。

「藤田先生の家よりいいんじゃないの？　トイレが5つもあるんだから」

トイレとはいっても、河の上に囲いをした場所があるだけです。もちろん水洗ではなく、河にそのまま流すという仕組みです。「これがホントの厠（かわや）（河屋）だ」と思いました。私はすぐ日本に戻りたくなったのですが、すでに前払いしてもらった契約金を使ってしまった私には、そこに住むよりほかに選択肢はなかったのです。

すぐに腹を据えて、ジャングルに点在する小さな診療所を訪ね、住民たちがどんな病気にかかっているかを調べました。そのなかで目にしたのは、村人たちがマハカム河の水で洗濯をし、食器を洗い、水浴びをし、歯を磨く姿です。みんな、同じ河にある小屋で便をしていました。

つまり、マハカム河は〝便の河〟だったのです。

さすがに私も「汚いな」と思いました。それで、水質検査もしてみました。当然、河の水には〝便の成分〟がいっぱいでした。大腸菌のような腸内細菌がウヨウヨいましたし、寄生虫の卵も見つかりました。

ところが、**不思議なことに〝病原菌〟はそれほど多くないことに気づいたの**

です。

「バイ菌だらけの〝便の河〟だけど、不思議と病原菌は少ない。むしろ、ジャカルタの水道水のほうが病原菌だらけだ。しかも、カリマンタン島の子どもたちは〝便の河〟で遊んでいるのに、アトピーやぜんそくの子が一人もいない。コレラや腸チフスに感染する住人たちも少ない。そういえば、自分たちも子どもの頃はみんな〝回虫持ち〟だったけど、アレルギーになる子はいなかった」ということに気づいたのでした。

そんなことから、私は**「病原体を運ぶ水の研究」**と**「アレルギーの研究」**という2つのテーマを生涯の研究として選んだのでした。

以来40年余り、私はカリマンタン島に毎年のように通う一方で、世界を回って水を調べるうちに「体にいい水」を研究するに至ったのです。

ついでに説明しておくと、〝便の河〟の水にはいろんなバイ菌が検出されました。しかし、**これらの菌が病原菌だけが増殖することを許さず、互いの増殖を抑えながら、共生していたことがわかったのです。**

一方、首都であるジャカルタの水道水は、上下水道が通っているとはいえ、オランダの植民地時代の古いもので、未整備でした。トイレで流した水が地下水として水道水に常時混じっていました。

調べてみると、ジャカルタの水道水の量は、原水が100とすると末端では140くらいになっていることがわかりました。増えた40％の水はポンプで地下の水を吸い込んだ水の割合だったのです。消毒剤が多量に入れられた原水にはバイ菌はいないけれど、そこに〝便の地下水〟が入ってくるものだから、敵となる菌のいない水の中では病原菌が増殖してしまう結果となったのです。

これが、〝便の河〟の水よりも、ジャカルタの水道水のほうが病原菌だらけであることの理由だったのです。

私は病原菌を運ぶ水の不思議な実態をカリマンタン島で知ると同時に**「寄生虫にはアレルギーを抑える物質がある」**ことを確信し、帰国してすぐにその物質を特定する研究を始めたのです。

アレルギー発症の仕組みとは

アレルギーを抑える物質は虫にあった！

寄生虫がヒトに感染すると、IgEという特殊な抗体を産生します。

このIgEはふつう、ヒトの血液中にわずかに含まれるだけなのですが、寄生虫に感染すると簡単に、かつ長期間にわたって血中IgEの値が高く保たれるのです。**これによって、アレルギーは抑えられているのです。**

寄生虫のどの部分がヒトに作用して、IgE抗体の産生を誘導するのか。そこから、私の実験がスタートしたのです。

実験に際しては、イヌの心臓に棲みついているフィラリアという寄生虫を材

犬の心臓に寄生しているフィラリア

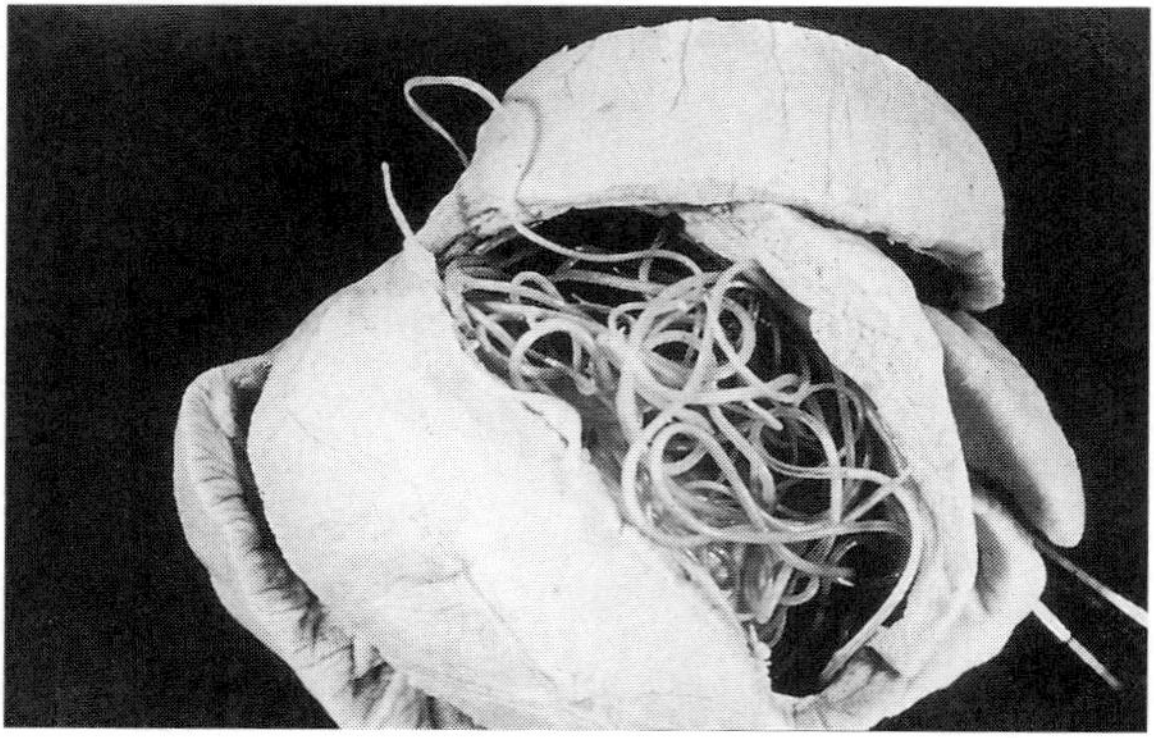

料として使うことにしました。

当時、東京の野犬の多くがフィラリアを持っていて、私が勤めていた順天堂大学の心臓外科の先生たちは実験にその〝フィラリア持ち〟の野犬を使っていました。私はフィラリアという虫をタダでもらえると思ったから実験材料に選んだのです。

しかし、心臓外科の先生たちは大変ケチで、心臓外科ではいらない虫なのにタダでくれませんでした。仕方なく、お茶の水の「ジロー」というケーキ屋さんでお菓子を買って持って行き、ようやく譲ってもらうという状態でした。

お菓子と引き換えにフィラリアをもらって嬉しそうに帰る私のことを、彼らは「おかしなヤツだ」と言っていたようです。

さて、フィラリアという虫を使って実験を開始したのですが、IgE抗体を作るように体を誘導する物質を探すのは、大変な作業でした。フィラリアを細かく刻んで水に溶かし、いろいろな成分を分離して調べました。

乾燥させた虫をすりつぶして、超音波をかけて砕いて水溶性にし、その溶液をカラム（円筒状の容器）に分け、ゲルをからめて成分を分け、この部分にアレルギーを抑える物質があるとわかったら、またそれを集めて分けて……そんなことの繰り返しでした。何kgものフィラリアをすりつぶしました。気の遠くなるような果てしない作業をしたのです。

しかも、こんな実験をすることを教授は許してくれなかったので、毎日、教授が帰るのを待って遅い時間から一人でやっていました。

そんなわけで、安月給なのにアルバイトもできず、子どもは三人も生まれて、食べるものにも苦労していた私たちの生活を見かねて、女房の実家から送られてきたのがフィラリアと見紛うようなソーメンでした。

以来、「麺はゴメンだ」と……そんなことを言って講演では笑っていただいていますが、当時の私は「思う一念岩をも通す」という勢いで、多くの人の病気を治す手がかりが見つかるかも知れないと懸命にとりくんだのです。

苦労の甲斐あって、3年後にようやく、アレルギーを抑える物質を発見しました。それは、分子量約2万の糖たんぱくで、フィラリアの分泌・排泄管に存在していました。この特殊物質を「DiAg」と名づけました。

免疫はこうしてつくられる

私が発見したDiAgが免疫システムにどう働いてアレルギーを抑制するかを説明する前に、免疫の機序――仕組みについてお話ししておきましょう。

ヒトの免疫をつくっているのは、「Bリンパ球」「Tリンパ球」「マクロファージ」という3種類の細胞です。それぞれの働きは以下の通りです。

●Bリンパ球（抗体産生細胞）
ウイルスなどの感染を記憶し、抗体を産生して再感染を防ぐ働きがある
●Tリンパ球（免疫調節細胞）
免疫応答を助ける「ヘルパーT細胞」、抑制する「サプレッサーT細胞」、ウイルスに感染した細胞を排除する「キラーT細胞」の3種類に分かれる
●マクロファージ（貪食細胞、抗原情報伝達細胞）
細菌やウイルスなど、体内に侵入した異物を捕食し、その情報をヘルパーT細胞に伝える

これら3種類の免疫細胞は、誰もが生まれながらにして持ち合わせているものです。以前は、年齢に関係なく一定に保たれるとされていましたが、近年の研究で**「日本人ではおのおのの免疫細胞の機能が低下傾向にある」**ことがわかってきました。

この3種類とは別に、**「NK（ナチュラルキラー）細胞」という、常に体内**

をパトロールしてガン細胞や病原菌を見つけると単独で直接殺す免疫細胞があります。

ＮＫ細胞は免疫細胞群のなかで最初に異物を攻撃する先兵の役割をしており、このＮＫ細胞が異物との戦いに負けてしまうと、その役割がＢリンパ球・Ｔリンパ球・マクロファージにバトンタッチされることになります。

たとえば、風邪をひいたとき、すぐにウイルスと対決するのがＮＫ細胞です。ここで戦いが終了すれば、体には何の症状も出ません。ＮＫ細胞が負けてしまった場合は、Ｂリンパ球・Ｔリンパ球・マクロファージとの戦いのなかで、発熱や痛みなどの症状が出るわけです。

次に抗体が産生される機序について説明してみましょう。たとえばおたふく風邪のウイルスが体内に侵入してきた場合、まずマクロファージがこれを食べて、そのウイルスの形状や構造等の情報がＴリンパ球に伝えられます。

これらの情報がさらにＢリンパ球に伝達され、Ｂリンパ球がその情報にしたがって抗体をつくります。この場合の抗体はおたふく風邪に二度とかからないようにするIgGという抗体なのです。

これが抗体産生を簡単に説明した機序です。これを利用して、さまざまな感染症のワクチンが開発されています。

ただし、花粉症やアトピー、ぜんそくなどのアレルギーは、IgG抗体ではなくIgEという抗体を産生し、これがアレルギー反応を誘導するのです。

●たとえば、花粉症の発症プロセスは

抗原がスギ花粉であれ、ハウスダストであれ、アレルギーを発症するプロセスは同じです。ここではスギ花粉症を例にとって説明しましょう。

スギ花粉のような、分子量2万近くの物質が体内に侵入すると、前項と同じプロセスを経てBリンパ球がIgE抗体を産生します。

このIgE抗体は次に花粉症が入ってきたときに攻撃を仕掛けるのが本来の役割なのですが、やっかいなのは肥満細胞の表面にくっつくことです。

アレルギー反応

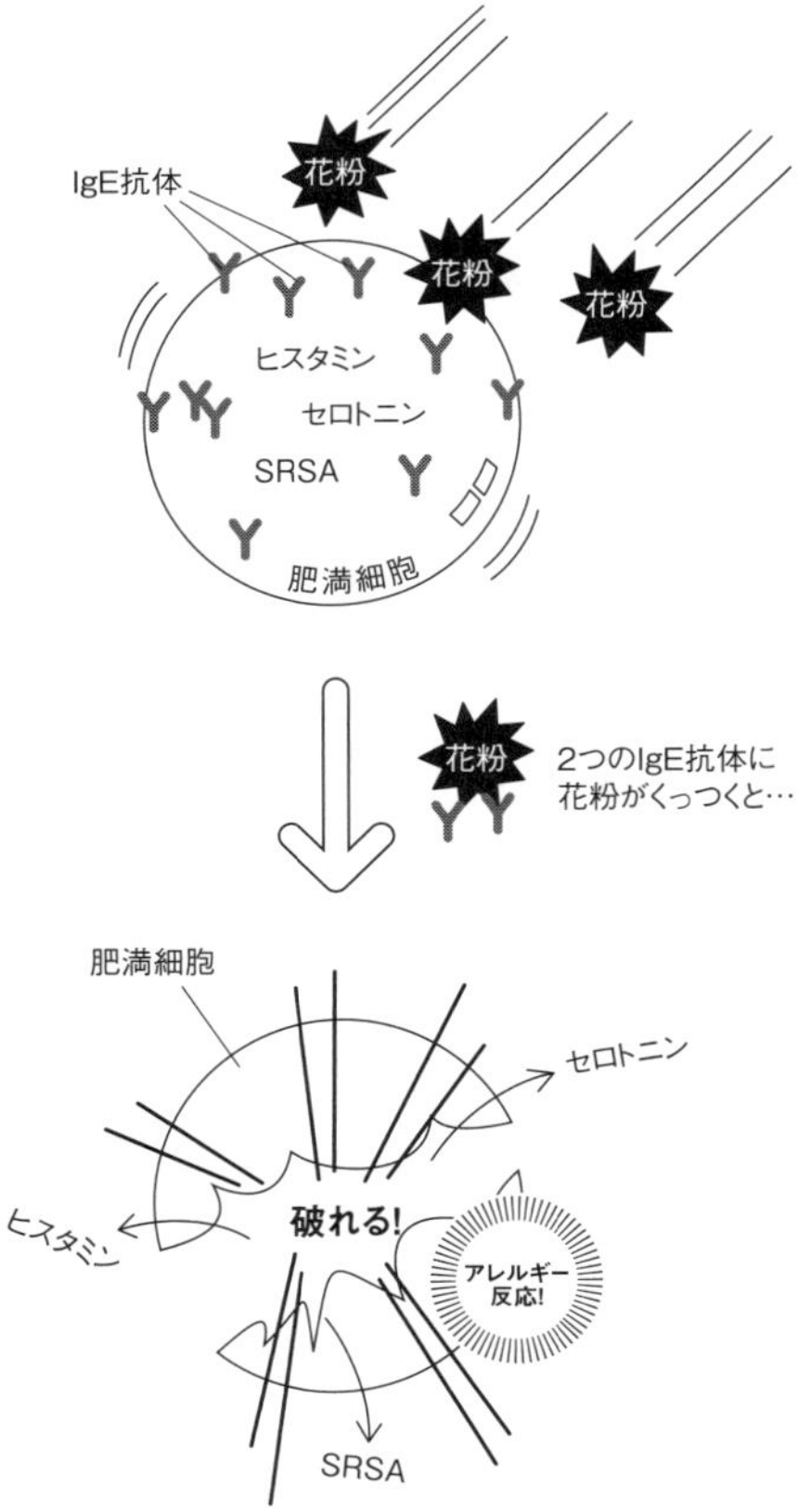

IgE抗体
花粉
花粉
花粉
ヒスタミン
セロトニン
SRSA
肥満細胞
花粉
2つのIgE抗体に
花粉がくっつくと…
肥満細胞
セロトニン
ヒスタミン
破れる!
アレルギー
反応!
SRSA

肥満細胞というのは、鼻や口、皮下、気管支など、いろんなところの粘膜に存在しています。なぜ「肥満」と名づけられたかと言うと、ヒスタミンやセロトニン、ロイコトリエンなどの化学伝達物質が細胞内にパンパンに詰まっていて、顕微鏡で見ると丸々と太っているからです。

この肥満細胞には、IgE抗体がくっつくカギ穴があります。そのカギ穴にスギ花粉由来のIgE抗体が付着して、表面を覆います。その状態では何も起きませんが、花粉が飛んできて2つのIgE抗体に花粉がつくと、肥満細胞が破れてしまいます。

その結果、肥満細胞はヒスタミンやセロトニン、ロイコトリエンなどを撒き散らし、その刺激を受けた粘膜が炎症を起こす、というわけです。

スギ花粉を鼻から吸い込めばくしゃみや鼻水が出たり鼻づまりになるし、目に入れば目がかゆくなるのです。

寄生虫は抗体の邪魔をする

ここからが、「寄生虫の分泌・排泄管から出るDiAgという物質がアレルギーを抑制する」という話の本番に入ります。

話をわかりやすくするために、ここでは「寄生虫のDiAg」を「寄生虫の分泌物」と呼ぶことにします。

寄生虫というのは人間の体内に侵入すると、いろいろなところを巡回し、最終的に棲みやすい場所に落ち着いて成長します。たとえば、フィラリアは鼠径(そけい)部のリンパ節、回虫やサナダムシなどは小腸、といった具合です。

寄生虫が体内に入ると、体は寄生虫を排除する抗体をつくろうとします。でも、抗体に攻撃されると、寄生虫は死んでしまいます。仲間も二度と入ってこれなくなります。

寄生虫が人間のお腹のなかでぬくぬくと生きていくためには、抗体を自分にとって無害なものに変えなくてはなりません。

そこで、寄生虫が体内を巡回しながら便をすると、その便成分を異物として認識した体が抗体を産生するのですが、抗体に作用して〝ヘンな抗体〟を作らせるのです。寄生虫を排除しようとする作用をしないだけではなく、他のすべての抗原にも反応しない、不活性の抗体を多量に産生させるのです。

その結果、寄生虫が寄生していると、スギ花粉やハウスダストのなかのダニなどの抗原が入ってきても、それに対するちゃんとした抗体を産生できない体になるのです。結果的に、寄生虫の分泌物がさまざまなアレルギーの抗原に対する抗体の産生を低下させる、ということになるのです。

この〝ヘンな抗体〟なら、肥満細胞をびっしり覆っても、スギ花粉やハウスダストのなかのダニなどの抗原に反応しません。だから、肥満細胞が破れてアレルギーを起こすことがないわけです。

こういったことから言えるのは、私と寄生虫の間には、

「寄生虫、僕のお腹のなかにいていいよ」

「ありがとう、藤田先生。お礼に、私がアレルギーを抑えてあげるね」というような暗黙の了解が成立していた、ということです。

人間と寄生虫は長い長い進化の歴史のなかで、そういう共生関係を築いてきたのです。

ここでは寄生虫を例に説明しましたが、同じように抗体の作用を低下させることを腸内細菌もやってくれます。

これら異物はヒトの体のなかでしか生きられないからこそ、ヒトの免疫をかいくぐりながら、ヒトにとっても自分にとってもいい体内環境にするためにがんばってくれているのです。

免疫バランスは西洋医学では解決できない

寄生虫の分泌物から薬ができる？

寄生虫の分泌物がアレルギーを抑えることを突き止めた私は、「これは花粉症やアトピー、ぜんそくなどを一発で治す薬になる」と考えました。

そこで、「成功すればノーベル賞ものだ！」と意気込んで、新薬の開発に挑んだのです。

実験ではまず、寄生虫の分泌物の遺伝子を読み解きました。

こうして遺伝子が決定すると、「遺伝子組み換え」という手法を使って、寄生虫の分泌物を大量生産できます。大腸菌にこの遺伝子を入れると、大腸菌が寄生虫の分泌物と同じ物質をいっぱいつくってくれるのです。

いま、「遺伝子組み換え食品」が話題になっていますが、これもこういうやり方でつくられています。

そうして寄生虫の分泌物をたくさん手に入れた私は、次にネズミにアトピーを発症させて、この物質を投与する実験に入りました。ネズミにストレスを与えるため、ネズミが食事しようとすると必ず尾っぽに電流を流すという方法をとりました。

ネズミは餌を食べようとするたびに尾っぽに電流を受けるとひどくストレスを感じます。

生き物にとって、食べるという行為はものすごく大事です。この実験を繰り返すうちに免疫力がひどく落ちて、1カ月もすると大変にひどいアトピーになってしまいました。

よくお母さん方は子どもの食事中に「こぼしちゃダメ」「残しちゃダメ」「落ちたものを拾っちゃダメ」などと叱ったり、「もっと勉強しなさい」などと小

①アトピーのネズミ

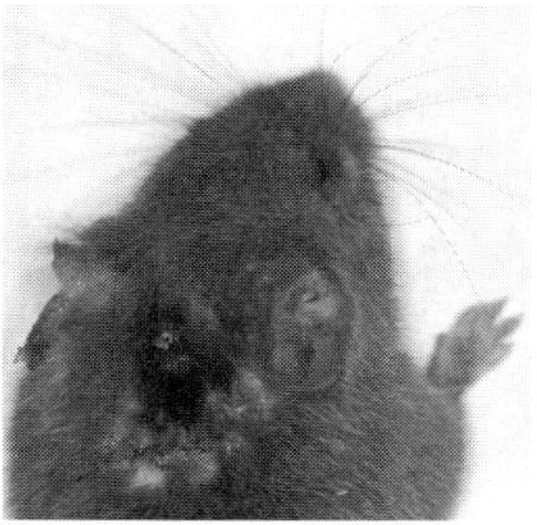

②アトピーが改善したネズミ

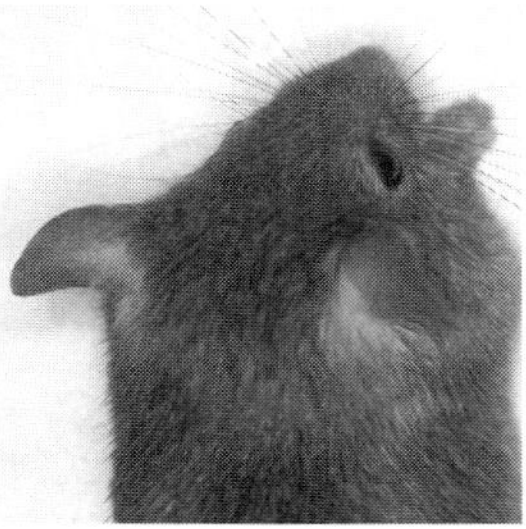

言を言ったりしていますが、**食事中にストレスを与えると、子どもの免疫力が落ちてしまいますので、注意してください。**

「食事は楽しく」というのが、免疫力を下げない鉄則でもあるのです。

次に、皮下の肥満細胞がどんどん破れてひどいアトピーになったネズミに、寄生虫の分泌物を注射しました。その結果、一回の注射でひどいアトピーがすっかり治ってしまいました。

「これは世界的な発見だ！　ヘンな男だと言われながら、めげずに研究を続けてきてよかった。整形外科医から細菌学に転向して、本当によかった。ノーベル賞をもらえるかもしれない」と、私は心底、そう思いました。講演でも、ネズミのこの使用前・使用後の写真をスライドで見せると、場内割れんばかりの拍手が起こります。

ところが、事はそううまく運びませんでした。

●──アレルギーは治ってもガンになる！

結論から言えば、〝新薬〟はアトピーを一発で治したのですが、これを薬として用いると、**ウイルス感染やガンになりやすい体質になってしまうことが判明したのです**。看過できない重大な副作用です。

人間の免疫には、アレルギーなどに対抗する液体性免疫をつくるTh２と、ガンなどに対抗する細胞性免疫をつくるTh１という2つの工場があります。〝新薬〟を投与すると、Th２が強大になるかわりに、Th１を小さくしてしまいます。Th１とTh２による免疫バランスを崩してしまったのです。

免疫のバランス

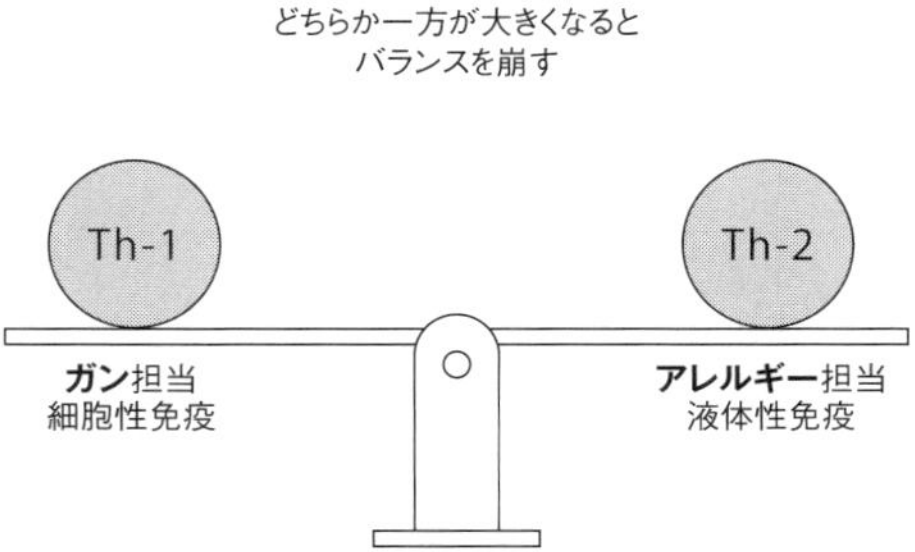

私たち人間の体には、毎日3千個、多い人なら7千個のガン細胞が生まれています。それなのにガンにならないのは、NK細胞や、Th1が産生するIFN-γ（インターフェロン）などが、日々ガン細胞を監視して、見つけてはやっつけてくれているからです。

そのガン退治に重要な役割を果たすTh1が小さくなると、出てくるガン細胞を見逃してしまう可能性が高くなるのです。年をとるとガンになりやすいのも、Th1が小さくなるからです。

寄生虫の分泌物は、Th2の機能を高めてアレルギー反応を抑えたもののTh

１の機能を低めてガンになりやすい体質にしてしまったのです。

ここで「それならば、Th１を大きくする薬を開発して、同時に投与すればいいじゃないか」と思う人もいるでしょう。私もその可能性を探りました。

しかし、寄生虫からTh１を刺激する物質を探して注射したところ、それに対する抗体ができてしまったのです。結局、この物質を直接お腹に入れないとダメだとわかりました。

理論上はお腹のなかにチェンバーという箱を入れて、そこから抗原物質を吸収するようにすれば可能ですが、そんなことは現実問題ムリなのです。これを人間の体内でやってのける寄生虫はすごいと、再認識したしだいです。

ここに至って、アレルギーを一発で治す〝新薬〟の夢は絶たれました。結果、わかったのは、**「アレルギーやガンのような免疫バランスに関わる病気は、西洋医学的アプローチでは解決できない」**ということです。

西洋医学は、一つの薬で一つの病気を治すというものです。私は、西洋医学から見るとアレルギーを一発で治したのですから、そのような新薬を発見した勝利者といえます。しかし、この新薬は免疫のバランスを失ってガンになりやすい体質にしてしまったのです。ガンやアレルギーなどのバランスの病気には西洋医学は無力で、東洋医学的なアプローチが必要なのです。

東洋医学は、人間の体を総合的に診て、いろんな成分を含む自然の生薬を投与したり、体温を上げたり、バランスのいい食生活にしたりすることを指導します。つまり、**自然治癒力を導き出すようにしたのです**。ところが、私たちがよかれとして作ってきた現代社会は、そういった自然治癒力を低下するように誘導してきたのです。

5章

免疫力は腸内細菌がカギ

免疫力は腸がつくる

脳のストレスは腸にくる

脳がない生物はたくさんいます。腔腸（こうちょう）動物がそうです。それでは、彼らはどこから指令を受けて、行動しているのでしょうか。それは腸なのです。**ヒドラのような生き物を観察していると、腸が脳の原型であることがよくわかります。**

腔腸動物から進化してきた人間の腸にはたくさんの神経叢（そう）が集中しています。これは、ほかの臓器には見られない特徴で、腸が「第二の脳」と呼ばれる所以（ゆえん）です。だから、**強いストレスを受けると、心にダメージを受けると同時に、お**

腹の具合も悪くなるのです。

みなさんにも「会社に行くのがイヤだなぁ」と思うようなとき、下痢をしたり、逆に便秘を起こしたりした経験があるでしょう。

実際、ストレスに満ちた現代社会では、検査しても異常がないのに、下痢や便秘を繰り返す便通異常の人が増えています。「過敏性腸症候群」とか「機能性便秘」、さらには出勤途中の電車で駅に着くたびにトイレに駆け込む「各駅停車症候群」といった腸障害は、21世紀になって急増しているのです。

日本語には「腸が煮えくり返る」とか「腹が立つ」「腹が据わる」「腹におさめる」「腹に落ちる」「腹に据えかねる」「腹を決める」「腹を探る」など、「腹」のつく表現がたくさんあります。それも、脳（＝心）と腸（＝腹）とが繋がっていることの表れでしょう。

腸内細菌は脳に「幸せ物質」を運んでいた！

下痢や便秘は多くの場合、強いストレスが加わることによって、自律神経のバランスをくずし、腸管の運動が乱れることが原因で起こります。

便通異常を起こすと、腸内細菌が減少することもわかっています。それも、善玉菌が著しく減っていくのです。

免疫反応は大腸に棲む腸内細菌の数や種類が決めていますから、腸内細菌が減少すると当然免疫力は低下します。

逆に、ストレスがない状況では、便通異常は起こらないし、腸内細菌のバランスも保たれて、健康でいられます。腸内細菌のバランスが良ければ、免疫力が上がってストレス耐性が強くなる、という見方もできます。

つまり、ストレスと腸管運動、免疫反応は、トライアングルのように連携して、心身の健康にいい意味でも悪い意味でも循環をもたらすわけです。

そこで重要になってくるのが、免疫力を上げることです。**その免疫力は「70%が腸管の働きで、残り30%は心で決まる」とされています。**

腸が大切であることは「3章」で述べた通りです。まず腸内細菌が喜ぶものを食べることがポイントになります。抗菌剤や防腐剤などが使われている〝人工的な食べ物〟を極力避けて、日本の伝統食に象徴される食事をするのがベストでしょう。

あと「30%が心」と言いましたが、この部分でも腸内細菌は貢献しています。**腸内細菌は「幸せ物質」を脳に運ぶからです。**

たとえば、最近増えている「うつ」の原因の一つは、脳のなかのセロトニンという「幸せ物質」が足りないことです。

このセロトニンのもとになるのは、トリプトファンというアミノ酸です。栄養学者などが、

「うつを改善するために、肉や魚、大豆、ピーナッツ、乳製品など、トリプトファンを豊富に含む食品を食べなさい」

と言うのはそのためです。

ただし、**いくらトリプトファンを摂取しても、それをきちんと分解して吸収できるようにしてくれる腸内細菌がいないと脳に送られません。**腸内細菌が心の部分でも非常に重要だ、ということです。

●――「うつ」と「アレルギー」は同時に増える

現代人は腸内細菌が少ないことからアトピーなどのアレルギーになる人が増えてきたことは、前に述べました。それと同じことが、うつ病にもいえます。

ここ10年で、有病率が2倍以上になっているのは、アトピーやぜんそくなどのアレルギー性疾患とうつ病なのです。アレルギー性疾患とうつ病とは同じような増加曲線を描いています。その大きな原因の一つはやはり、腸内細菌が減ってきたことにあると思います。

このことに関連して、私はいま、こんな仮説を立てています。

日本人のうつ病患者、ぜんそく児の増加と食物繊維摂取量の減少

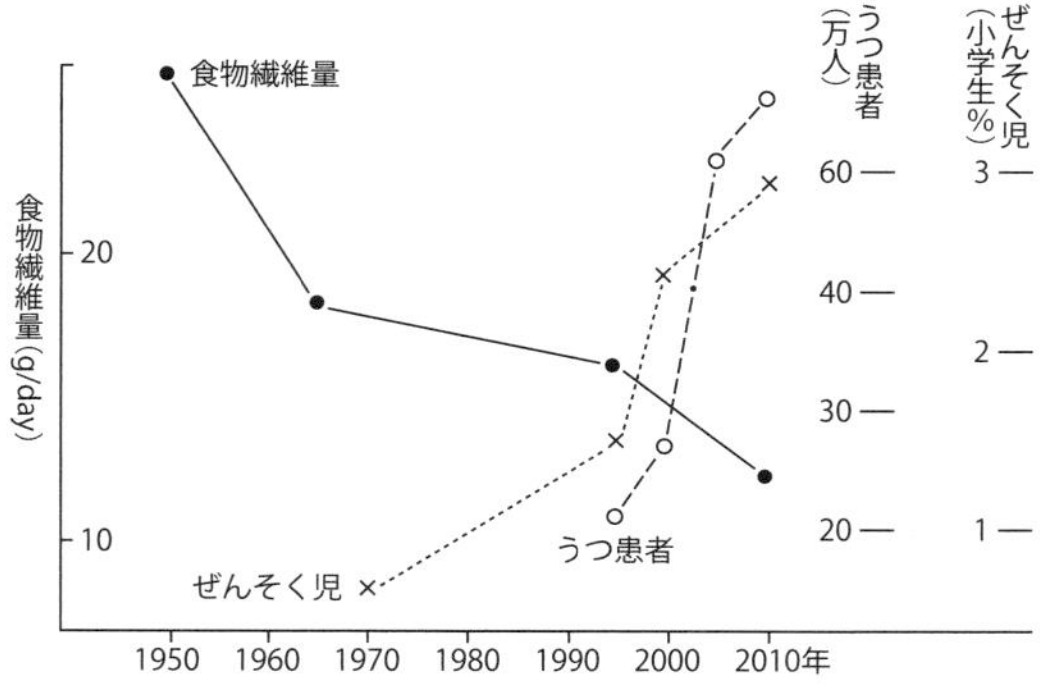

「自殺率の低い国の人たちは、食物繊維をたっぷり摂っている」

実際にメキシコは自殺率が非常に低い国ですが、世界で最も食物繊維を摂っている国としても有名です。

自殺の原因としてよく、「経済的に追い詰められる」ことが指摘されていますが、メキシコは貧しい国です。それでも自殺者が少ないのは、食物繊維が豊富なトウモロコシや豆をたくさん食べているからではないでしょうか。

つまり、メキシコ人は腸内細菌を豊富に持っていて、その腸内細菌が脳に「幸せ物質」を運んでいるから、経済的に困窮するなどの状況があっても、たくましく生きていけるのではないかと思うのです。

食物繊維を摂ることは、野菜や豆類など植物性の食品をたくさん食べればいいだけですから、そう難しくはありません。

「うつ」などの心の病気を予防するには、食物繊維をたっぷり摂って、腸内細菌から解決していくのも一つの方法だと思うのです。

ステロイドでは治らない

新米医師がアトピーになるワケ

アレルギーやうつなどの心の病気にとって、ストレスが大敵であることは言うまでもありません。精神的ストレスがどういうプロセスで免疫力を下げるか、ということも今では科学的にわかっています。

ストレスが加わると、脳の視床下部に影響を与えます。そうすると、ＡＣＴＨという副腎皮質を刺激するホルモンが分泌され、それによって副腎皮質がコルチゾールというホルモンを分泌します。

このコルチゾールが多量に出ると、免疫機能の低下をもたらすのです。

ちなみに、コルチゾールはアトピーの治療薬として利用されています。いわゆるステロイドという名前の薬です。**ステロイドは、免疫反応を落として炎症を抑制するのですが、もちろん、この治療法は一時的なごまかしでしかありません。**症状は緩和されても、結局はリバウンドを起こすなどして、根治するのは難しいのです。

また、ストレスが加わると、一方で交感神経を興奮させる、ということが起こります。すると、副腎髄質からアドレナリンが、視床下部からノルアドレナリンが分泌されます。

この2つは負の感情を引き起こすものとして知られていますが、免疫力をも低下させてしまいます。

つまり、ストレスが加わると、この2つの経路で免疫力の低下が起こるわけです。

私は長い間医学部の学生を教えてきましたが、多くの学生は医学部にいる間はアレルギーがまったくありませんでしたが、研修医になった途端にアトピーを発症させることがよく見られます。

これはストレスを受けた結果、免疫力が低下したことが原因です。

彼らは医学部に入ったときは、もう有頂天です。みんなからチヤホヤされるし、楽しく遊ぶ余裕もあります。ところが、研修医になったとたん、深夜に急に呼び出されたり、たくさんの患者さんを診なければならなかったりで、急にストレスを受けるようになった結果だと思うのです。

楽しいと、なぜ免疫力が上がるのか

ストレスの原因になるのは悲しいこと、苦しいこと、つらいこと、イヤなことなどです。そういう感情が起きると、体は免疫力を低下させます。

それでは楽しいときは、脳のなかでどんなことが起きるでしょうか。そこを科学的に説明しましょう。

感情が変化すると、間脳が刺激を受けて、ＰＯＭＣ（プロオピオメラノコルチン）というたんぱく質を作り出します。ここまでは、悲しいことがあったときも、楽しいことがあったときも同じです。

このPOMCが悲しいときにはアドレナリンやノルアドレナリンのような悪玉ペプチドに分解されます。これがNK細胞活性などをはじめとする免疫力を低下させるのです。

一方、楽しいときはこのPOMCがドーパミンやβ-エンドルフィン等の善玉ペプチドに分解されるのです。結果、免疫力が上がり、NK細胞の活性も上昇するわけです。

よく、仕事や人生がうまくいくための方法として、「プラス思考をしましょう」「楽しいことを考えましょう」といったことが言われますが、それは「免疫力が上がって元気になる」ことを意味するのです。

精神的ストレスを強く感じるようなときは、「心が免疫をつくる」ことを思い出してください。そして、何とかマイナス思考を食い止めて、できるだけ自分が心から「楽しい」と感じることをしましょう。そうすれば、免疫力が上がり、心身の健康を維持・向上させることが可能になります。

「褒めるだけ」で良くなるアレルギー治療

アレルギー体質の人は、ストレスのかかる環境にいるだけで、免疫力が低下しやすく、症状を悪化させてしまいます。

私は以前、アトピーの名医と言われる10名の先生方と対談したことがあって、そのときに彼らが口を揃えておっしゃっていたのは、

「子どもをたくさん褒めてあげると、症状が改善する」

ということでした。

アトピーの子どもたちはどうしても気分が沈みがちになります。またストレスを受けやすくなっていて、それが免疫力が低下させ、症状がますます悪化する、という悪循環を生んでしまいます。

そうならないように、先生方はさほどアトピー症状の改善が認められない場

合でも、子どもを褒めるのだそうです。

「だんだん良くなってきたよ。がんばってるね。この調子でいこうね」

そんな言葉をかけて、風船をあげる。たったそれだけのことで、本当に症状が改善されていくというのです。

アトピーの子どもを持つお母さん方はつい、「かいちゃダメ！　よけいにひどくなっちゃうでしょ」とガミガミ叱ったり、「何か、前よりひどくなっちゃったわねぇ」などと落ち込ませることを言ってはいないでしょうか？

そう言いたい気持ちをぐっとこらえて、「あら、ほっぺがキレイになったね」「治ってきたね」など、褒め言葉に変えて声をかけてあげてください。

子どもは嬉しくなって、その分ストレスが軽減し、免疫力が上昇することになるのです。それが症状改善への一番の近道なのです。

●──イメージトレーニングで免疫力アップ

「楽しいことを考えると免疫力が上がる」ということは、ガンの再発を抑える治療にも利用されています。

サイモントン療法といって、いわゆるイメージトレーニングなのです。

スポーツ選手などがよく、「デッドヒートを勝ち抜いて優勝し、表彰台に立った自分の姿」みたいなものをリアルにイメージして、そのイメージを現実のものにする、というようなことをしています。

それと同じで、ガンになった人にも同じようなイメージ療法を行います。

「あなたのなかにガン細胞がいます。その姿を心に思い描いてみてください。そのガン細胞と戦うNK細胞がどんどん大きくなってきました。そうして、ガン細胞を食べちゃいます。ほら、ガン細胞が弱ってきましたね」

こんなふうにNK細胞がガン細胞をやっつけるイメージをリアルに思い描く

と、それは楽しいことですから、免疫力が上がってくるのです。

もちろん、抗ガン剤を飲んだり、放射線治療を受けたりするのと並行して行うのですが、この心理療法は非常に効果的なようです。

ガンに限らず、楽しいことをイメージするだけで、免疫力を高めることは可能です。たとえば、リラックスして目を閉じ、

「私はいま、沖縄のビーチにいる。エメラルドグリーンの海と、青く澄み渡った広い空、白い砂浜……」

といった光景を思い浮かべるのです。

実際、六人の方に30分のイメージトレーニングを行ってもらったところ、すべての人のNK細胞が活性化することがわかりました。体調が思わしくないときは、ぜひイメージトレーニングをやってみてください。間違いなく元気になります。

「心」がガンを治した話

楽しいことをしたり、考えたりすることで、症状が改善するということは、ガンの世界ではたくさんあります。

たとえば、北海道にいる友人に、お腹の調子が悪くて北大病院で診てもらったら膵臓(すいぞう)ガンで、「余命2カ月」を宣告された人がいます。彼は三人の子どもたちを集めて、こう言いました。

「私の命はあと2カ月らしい。振り返れば、家族旅行なんて一度もしなかったね。今生(こんじょう)の思い出に、私をハワイに連れていってくれ。昔、私はハワイで働いていたことがあるんだよ」

子どもたちはみんなニートだったのですが、朝から晩まで一生懸命働いて旅費を貯めました。友人はハワイを夢見ながら、その夢が現実になる日を心待ちにしていました。

そうして、本当にハワイへ家族旅行に行くことができたのです。

その家族旅行がとても楽しかったらしく、彼の病状はみるみる良くなっていきました。それで、彼は図々しくも、「だいぶ調子が良くなってきたから、もう一回、ハワイに行きたい」とお願いしたのです。

すると、子どもたちはまた一生懸命働いて、父親をハワイに連れていきました。すると、彼は車椅子もいらなくなるくらい回復しました。それから、5年経ったいまも元気にしています。

ガンであったり、他の病気でも、余命わずかだと宣告されたとき、気持ちを明るく保つのは難しいことでしょう。それでも、何とかがんばって、「ガンをやっつけて、元気に楽しく生き続ける自分」をイメージする。それも治療の一部であることを覚えておいていただきたいと思います。

ウソでも笑えば、NK細胞活性が上昇する

講演会は笑う場所に

ＮＫ細胞の活性を上げる一つの方法に、「笑う」ことがあります。おもしろおかしいことが何もないなら、笑ったフリをすればいいのです。

以前、脳の研究で有名な池谷裕二先生と対談したとき、私が「いま、笑うと免疫力が上がるという研究をしています」と言ったら、彼はこう言いました。

「藤田先生、本当に笑わなくても、ムリしてでも笑った顔をすると、脳は間違ってＮＫ細胞を出すのですよ」

池谷先生は「脳が体の動きを指示していると言われますが、実は体の動きが

脳を働かせている部分もある」という考えの持ち主です。「脳が楽しいから笑う」「脳が悲しいから泣く」のではなく、「笑うから楽しくなる」「泣くから悲しくなる」というわけです。私は講演会で「笑うとNK細胞の活性が上昇しますので、ダジャレが面白くなくても無理してでも笑った顔をしてください」と言って、ダジャレを連発しています。

●NK細胞とガン生存率の深い関係

NK細胞はガンを攻撃する細胞として、よく知られています。それを証明するデータを一つ、紹介しましょう。

これは、頭頸部ガンの患者さんの手術前のNK細胞活性を調べ、「強い」「弱い」「中間」の3つのグループに分けて、術後3年間の累積生存率を調べたものです。結果は、次のグラフのようになりました。

NK細胞の強いグループでは80%以上の患者さんが生存しているのに対して、

頭頸部ガンの患者におけるNK細胞の強さと生存率

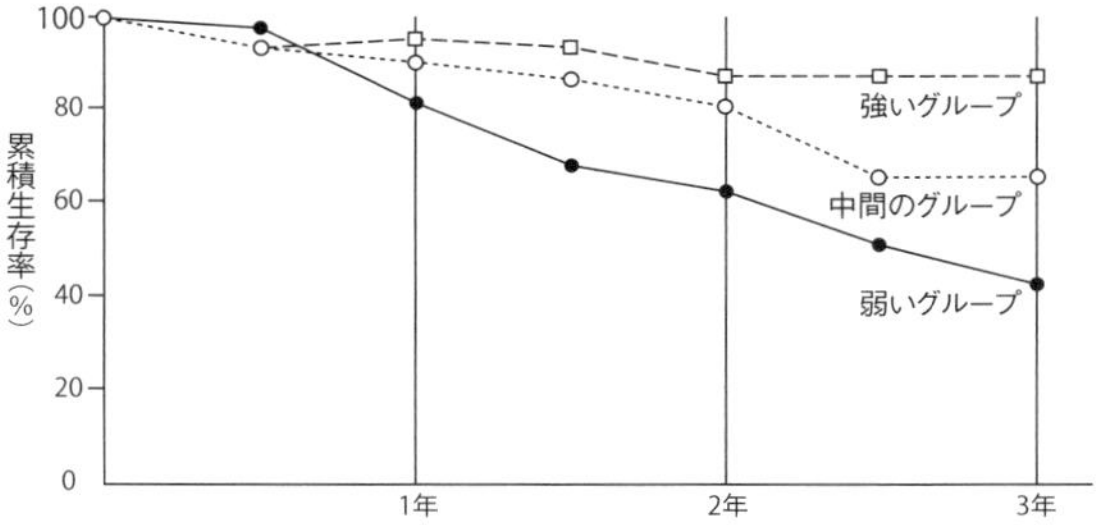

手術前にNK細胞活性を調べ、「強い」「弱い」「中間」に分類。
3年後の生存率は、NK細胞活性の強い人が高いことが判明した。

出典：ザッツの実験

中間のグループは約60%、弱いグループは約40%と、歴然とした差が出ました。

そこで私は、東京医科歯科大学の喉頭ガンになった患者さんを対象に、「藤田のダジャレを聞く会」というものをやっています。私のダジャレを聞いて、大いに笑っていただき、NK細胞活性を高める試みです。

なにしろ、笑った顔をするだけでNK細胞が出るのですから、効果はてきめん。ガン再発の抑止に貢献していると自負しています。

落語が関節リウマチに効いた！

私の知人に、日本医科大学の名誉教授である吉野槇一さんがいます。彼は関節リウマチの大家で、「笑いが薬になるんじゃないか」という仮説の下で、興味深い実験を行いました。

関節リウマチというのは自己免疫疾患といって、本来なら異物を認識・排除する役割を持つ免疫系が、正常な細胞や組織に対しても過剰に反応して攻撃を加えてしまう病気です。

その自己免疫疾患には、全身の細胞をやっつけるものと、特定の臓器だけが影響を受ける臓器特異的疾患の2種類があります。関節リウマチは前者ですが、全身性のエリテマトーデスと違って、関節リウマチの症状は関節だけに現れます。

吉野教授は関節リウマチの患者さんを集めて、二つのグループに分けました。

そして、一つのグループには関節リウマチに一番効くとされている薬を服用してもらい、もう一つのグループには林家木久蔵（現・木久扇（きくおう））さんの落語を1時間聞いてもらいました。

その後患者さんの血液を調べたところ、**薬を服用したグループよりも、落語を聴いたグループの患者さんのほうが、NK細胞が活性化されて、症状が改善されたことがわかったのです。**

それで私は、「笑いが多いほど効くのではないか」と思って、「落語を3時間聞いてもらう」という実験もしたのですが、今度はNK細胞の活性が低下する人が出てきてしまいました。何事もほどほどが一番、ということでしょう。

6章

ガンにもアレルギーにも勝つ免疫力をつける!

免疫力は「食」から

フランス人に心筋梗塞・脳梗塞が少ない理由

「フレンチ・パラドックス」と呼ばれる現象があります。

フランス人は赤ワインを非常によく飲みます。何となく日々お酒を痛飲するイメージがあって、体に悪い感じがします。

ところが、**同じようにお肉やバターなどをたくさん食べる他の西欧諸国の人たちに比べて、フランス人は心筋梗塞・脳梗塞になる人がとても少ないのです。**

その理由が実は健康を損ねると思われていた赤ワインにあった、という逆説的な話です。

1992年にフランス・ボルドー大学のセルジュ・レヌーという科学者が、「赤ワインに豊富に含まれるポリフェノールには、動脈硬化や脳梗塞を防ぐ抗酸化作用がある」

と発表したことがきっかけになって、日本でも赤ワインブームが巻き起こったのは記憶に新しいところでしょう。

そもそもポリフェノールというのは、色のついた植物には多く含まれていますし、植物の抗酸化作用は植物の色だけではありません。匂いや香り、苦味や渋みなど他にもたくさんあります。したがって、**何も無理して赤ワインからばかり摂取しなくても、黄色や赤、紫など、色の濃い野菜とか、ニンニクみたいに匂いの強い野菜などをたっぷり食べることで十分に摂取できるのです。**

●——アメリカ人はガンが減り、日本人は増えている

アメリカでは1991年にPBH（農産物健康増進基金）とNCI（米国国

立ガン研究所）が協力して、「5 A DAY（ファイブ・ア・デイ）」という健康増進運動を始動させました。これは、

「毎日5皿分（350g）以上の野菜と、200gの果物を摂れば、ガンや心臓病、高血圧、糖尿病などの生活習慣病のリスクを軽減できる」

という科学的根拠をもとに展開されたものです。

結果、その3年後にはアメリカ人一人当たりの野菜・豆類・果物の摂取量が増加しています。

次の「日本人とアメリカ人の一人当たりの野菜摂取量」のグラフを見てください。'95年を境に、アメリカ人が日本人を上回っています。

さらに注目すべきは、ガン死亡率もこの時期を境にして、アメリカ人は日本人より減少していることです。

日本人のほうがアメリカ人より野菜をたくさん食べていると思ったら、大間違い。また、ファストフードの利用率は逆に、アメリカ人よりも日本人のほうが高くなっている、という現実もあります。

日本人とアメリカ人の一人あたりの野菜摂取量

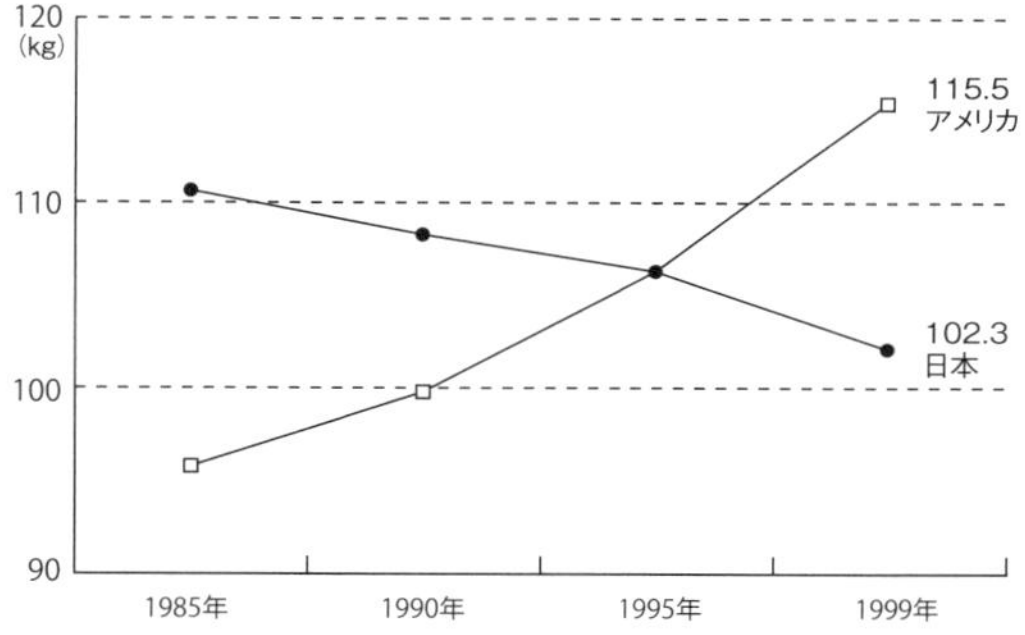

出典：ヘルスツリーニュース, No162, 2006

アメリカはこの「５ＡＤＡＹ」運動をきっかけに、**世界に先駆けてガンの発症率を減少させることに成功したのです。**

アメリカ国立ガン研究所がまとめた食品ピラミッドを見ると、ガンに効能がある一番の食品はニンニクで、次いでキャベツやカンゾウ、大豆、ショウガ、セロリ、ニンジンなどがあげられています。

これらの野菜に多く含まれるのはファイトケミカル、抗酸化作用のある物質です。後に述べますが、ファイトケミカルは細胞をガン化させる活性酸素を消去する働きがあるのです。

免疫力をつける「食事のピラミッド」

野菜や穀物、豆類、果物などの植物は、腸内細菌の餌になってTh１細胞を大きくすると同時に、抗酸化作用によってガンを抑えてくれます。前項で述べたアメリカの取り組みは、まさにその点に着目したものです。

しかし、私たち日本人は古来、そういう植物中心の食生活を実践していました。ここまでにも繰り返し、日本の伝統食が体にいいことを述べてきましたが、ここで改めて「免疫力をつける」食事について考えてみましょう。

このピラミッドは、日本をはじめとするアジアの食の伝統に基づいてアメリカが作成した「健康的食事」です。

私が「植物がいい」という話をすると、それしか食べてはいけないとカン違いする人がいますが、それは間違いです。**穀類や豆類、野菜類だけを食べてい**

アジアの伝統的な健康的食事ピラミッド

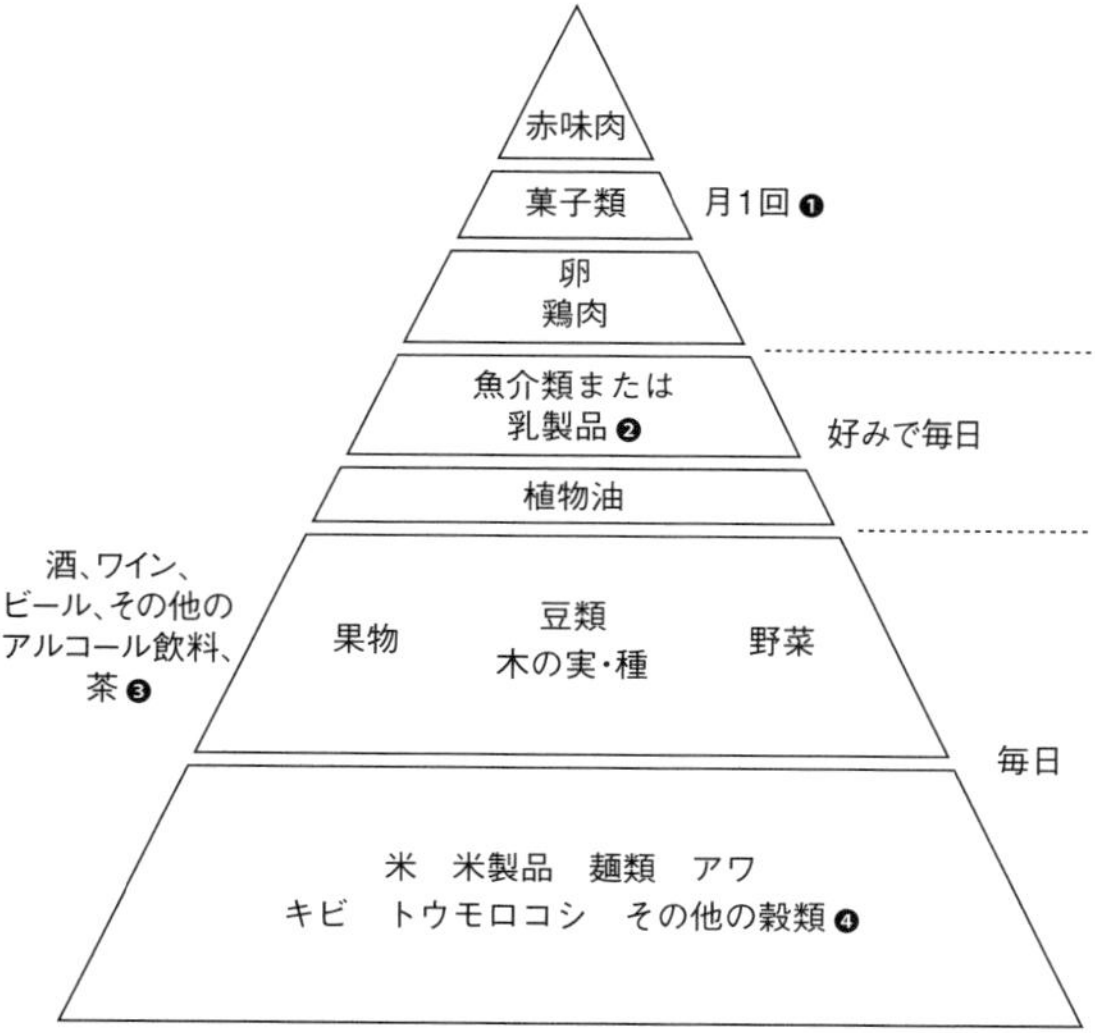

❶月１回以上でごく少量
❷乳製品は一般的にインド以外のアジア諸国の健康的伝統的食事には含まれない
❸ワイン、ビール、その他のアルコール飲料は中等量まで、食事と一緒を原則とする
❹できるだけ精製度の低いもの

出典：メディカルトリビューン 1990

ると、脳が今、「食糧難の時代だ」と錯覚してしまいます。その結果、体はせっせと脂肪を蓄えようとします。それで、健康的に痩せるどころか、不健康に太ってしまうのです。

大事なのは食事をバランスよく摂ることなのです。赤身の肉とか魚貝類、乳製品、脂肪なども摂らなくてはいけません。とりわけたんぱく質は、脳の幸せ物質をつくるモトになるので重要です。

アメリカ人は心筋梗塞や脳梗塞になる人が多いので、赤身の肉を食べることを大変制限しています。しかし、日本人の場合は、赤身の肉は週1回ぐらい食べたほうがよいという研究結果が出ています。しかし、週2回から3回も食べると今度は免疫力が低下してくるのです。

また、コレステロールもある程度は必要です。**「コレステロールがやや高く、脂肪もちょっと多い小太りの人のほうが長生きできる」という報告が最近出された通りです。**

コレステロールをある程度摂っていないと、性ホルモンやストレス対抗ホルモンがつくれないからです。コレステロールは少ない人のほうがむしろ問題です。ストレスに弱く、ちょっとしたことで「うつ」などの心の病気にもなりやすいのです。

免疫力を高めるには玄米のご飯や全粒粉のパンを食べるとよいでしょう。そして、野菜をたっぷり食べて腸を整え、栄養バランスのいい食事で免疫力を強化するよう努めましょう。あとは「おいしい」と思って、楽しく食事をすることが大切です。免疫の30%を司る心のケアも大切にしてください。

〝アラフォー〟の独身男性に警告！

40過ぎて離婚すると、ガンになる率が高まる

私が〝アラフォー〟――40歳前後の頃は、独身を通す人とか、離婚する人はあまりいなかったような気がします。それは、特別奥さんを愛していたからというわけでもないのではないでしょうか。まだ家事を軽減してくれる家電製品も少なく、手軽に食事を調達できるコンビニやお弁当屋さんなどもなかったので、働く男性が家事や身の回りのことをやるのは大変でした。その辺が一番の理由ではないかと思っています。

私自身、料理も洗濯も掃除も、すべて妻に任せ切りで、一人で生活すること

など想像もできませんでした。

ところが、いまは家事や料理が苦手な男でも、さほど不便なく暮らしていけます。その分、離婚がお手軽になったし、独身を通すという選択肢の魅力も増したような気がします。

それは自由でけっこうなのですが、困った問題が浮上してきました。最近の統計（国立社会保障・人口問題研究所・人口統計資料集２００５年度版）によると、「40歳で離婚した男性は、そうでない男性に比べて寿命が10年短い」という結果が出ています。独身男性の場合もやはり、既婚者より寿命が短いそうです。

「二人に一人はガンで死ぬ」と言われる現代にあって、この結果はそのままガンになる率と見ていいのではないでしょう。つまり、**一人暮らしの男性は、ガンになる確率が高い、ということです。**

その一番の原因は、やはり食事でしょう。便利な世の中になって、コンビニ弁当とか、インスタント食品、レンジでチンする食べ物ばかり食べていると、大量の添加物・保存料を体内に入れることになり、免疫力が低下します。当然、ガンを抑制する免疫物質を出すTh１細胞の機能が小さくなり、ガンを見逃すリスクが高まってしまうのです。

その点、女性は自分で料理をする人が多いから、独身であっても、40歳前後で離婚しても、そうでない女性に比べて寿命が短いということはありません。

〝アラフォー〟の独身男性はとくに、食生活に気を使う必要がありそうです。

一人酒は早死にする！

食事の次に男性の寿命を縮めるのは、一人酒です。奥さんがいようがいまいが、一人でじっと酒を飲んでいる人は早死にします。男性に限らず、女性だって一人酒が習慣になっている人は要注意です。

一人でお酒を飲んでいると、どうしたって〝明るいお酒〟にはなりません。お酒が体に悪いというより、楽しく飲んでいないことが問題なのです。

お酒自体は、飲める人ならむしろ飲んだほうがいいのです。ただし、条件があります。気の合う人と一日清酒二合ぐらいを限度に飲むことです。そうすると、ストレスが解消されて免疫力が高まり、副交感神経が優位になって、リラックス効果が得られます。

ただし、日本人のなかには、アルコールの代謝によって生じるアセトアルデヒド分解酵素「ＡＬＤＨ（アセトアルデヒドロゲナーゼ）」を持ち合わせていない人もいます。そういう人がお酒を飲むと、気分が悪くなるばかりか、交感神経が優位になって免疫力の低下を招きますから注意が必要です。

もちろん、飲める人でも「適量」を心がけることが大切でしょう。

一日に2合程度なら、飲まないより飲んだほうが免疫力は上がりますが、それ以上飲むと細胞がガン化する危険が高まります。

私はふだんから「酒と女は2合（号）まで」と申し上げていますが、ビールなら中瓶2本、ワインならグラス2杯くらいが適量でしょう。

そして、お酒を飲むときは「みんなで楽しくほどほどに」ということを忘れないでください。

睡眠時間が多すぎてもいけない理由

独身男性が寿命を縮める危険因子のなかで、「一人メシ」「一人酒」に次いで注目されているのは、**「何もしないでだらだら寝ていること」**です。

睡眠時間をたっぷりとることは健康にいいように思うかもしれませんが、たくさん寝るのは「起きてもやることがない」ことの裏返しでもあるのです。**一日に10時間以上寝る人は、それだけ生きがいに乏しく、長生きできない、という見方ができます。**

女性は年をとっても活動的な人が多いようです。劇場も美術館も観光地もレストラン・カフェも、平日の昼間は女性であふれています。友だちとワイワイやりながら、人生を楽しんでいるのです。また、地域社会とのつながりもあるので、やりがいのある活動に取り組む人も多いようです。だから、女性たちはいつまでも、高い免疫力を維持し、元気でいられるのでしょう。

その点、男性は定年で仕事の第一線から身を引くと、たちまち暇を持て余してしまう傾向があります。それで、一日中寝っころがってテレビを見続けたり、一人でチビチビお酒を飲んだりして時間を潰し、結果的に惰眠を貪ることになるわけです。

免疫力の30%は心の問題ですから、一日何もしないで毎日十何時間以上眠ることを続けると、免疫力が低下してくることを知って欲しいと思います。心が喜ぶことをして充実した日々を送ることは、免疫力を上げるためにも非常に重要なのです。

ガンに勝った人、負けた人

前に「ガンを心で治す」ことについてお話ししましたが、もう一人、奇跡を起こした友人がいます。

姫路に住むその友人は、お腹の調子が悪いというので、私が紹介してあげた岡山大学で診てもらいました。そのときは初期の胃ガンで、「すぐに切ったら治る」ということでした。それなのに彼は「親からもらった大切な体を切るなんてイヤだ」と、治療を拒否しました。

本人がそう言うならしょうがないと、私も放っておきました。そうしたら、5年ほどしてまた電話がかかってきて、「ガン細胞が増えたらしく、もうご飯ものどを通らない。それでは生きてる甲斐がないから、切って欲しい」と言うのです。勝手なヤツだと思いつつ、また岡山大学を紹介してあげました。

そのときはもう、手遅れのひどい状態でした。切れるところは切ったのですが、私は正直、そう長くはないだろうと思っていました。

ところが、彼は5年経ったいまも、元気にしています。不思議に思って暮らしぶりを尋ねたところ、彼は市営アパートに住んで、毎日100人くらいのひとり暮らしのお年寄りの面倒をみていることがわかりました。

「俺が死んだら、お年寄りたちが困る。死ぬわけにはいかない」

と言っておりました。

彼のように使命感をもって生きていると、ガン細胞の増殖を抑える力がわいてくることもあるのだと感心しました。

彼とは逆に、医者だった私の弟は、初期に自分で膵臓ガンを見つけ、その道で一番と言われる名医に手術をしてもらうという最高の治療を受けながらも、1年と経たないうちに他界してしまいました。

私が弟を静岡市民病院に見舞ったときには、奥さんも二人の子どもも一度も見舞いに来ておらず、病室には花の一輪もなく、とても殺風景でした。弟は気持ちもだいぶ滅入っていたようでした。

その弟が「兄貴、カサブランカを買って来てくれ」と言うものですから、私は静岡市内の花屋さんを回って、カサブランカを両手いっぱいたくさん買ってきていけてやりました。

弟は嬉しそうにしていましたが、間もなく息を引き取りました。後で聞いた話によると、カサブランカは別れの花だそうです。

弟のように早期発見をして最高の治療を受けたのにすぐ死んでしまう人がいる一方で、姫路の友人のように手遅れと言われながらも生きている人がいる。ガンの治療においては、気持ちの問題が回復するかどうかを大きく左右するものだと実感しています。

活性酸素は体をサビさせる!

現代社会は、電磁波を浴び続けている

私たち現代人の生活には、活性酸素を大量に生み出してしまう元凶とも言えるものがたくさんあります。

肉体・精神的ストレス、食品添加物、医薬品、水道水に含まれる塩素、電磁波、紫外線、喫煙、飲酒、車の排気ガス、放射線、抗菌グッズ……数え上げれば切りがないくらい、活性酸素を生み出すものが多数存在します。体がこういったものにさらされると、活性酸素がどんどん増えて、体内の細胞を傷つけていくのです。

では、活性酸素とは一体何なのでしょうか。

人間は酸素を使って体内の栄養分を分解し、それをエネルギーとして生きています。だから、酸素はとても大事です。

ただ、呼吸によって体内に取り入れられた酸素分子のなかには、エネルギーをつくりだす過程で非常に不安定な状態になるものがあります。それが活性酸素で、近くにある原子や分子と盛んに結びつこうとします。特徴的なのは、結びついた相手の物質を酸化する力が非常に強いことです。

たとえば、鉄が酸化されると、サビてきますね。リンゴを切ると、しばらくして切り口が酸化されて茶色くなりますね。**体内でも同様で、活性酸素は強い酸化作用によって、細胞をサビつかせてしまうのです。**

つまり、活性酸素が酸化作用によって細胞を傷つけ、ガンや心筋梗塞、脳卒中、糖尿病などの生活習慣病を引き起こすほか、アトピーや肌のシミ・シワの原因となったり、老化のスピードを速めたりもします。

もちろん、活性酸素には殺菌や解毒などの重要な働きもあるし、人間の体内には活性酸素を消滅させる防御機能も備わっています。でも、呼吸によって発生する何倍・何十倍もの活性酸素が発生すると、体のあちこちで悪さを始めるわけです。

問題は、現代人はもはや、活性酸素が出てこないような生活をするのは不可能です。

とくに、パソコンや携帯電話、電子レンジ、駅の自動改札機などの電気機器から発生する電磁波は、「浴びないようにしましょう」と言ったところで、現実的な解決にはなりません。

現代社会が快適さや清潔を求め続ける限り、活性酸素は増え続けます。私たちの体の抗酸化力をどのように強化していくかが、今後の私たちの健康を考える上で最も大切なことになってきたのです。

抗酸化力のある食べ物&サプリを摂ろう

そこで重要になってくるのが食事です。前に述べたように、活性酸素を消去する抗酸化作用のあるファイトケミカルを豊富に含む野菜や果物をたっぷり食べることが大切です。

人間の体は、その進化の過程から見て、もっぱら植物を食べ、相互にうまく適合してきたと考えられています。そうして、植物が腸内細菌の餌になり、それが結果的に免疫力を増強したり、ガンをはじめとする生活習慣病を予防したりするように働いているわけです。

おそらく人間の生命は、自らの遺伝子に「細胞の損傷に対抗する治癒力の情報」を蓄積してきたのでしょう。その「治癒力の情報」は、植物性食品がもたらしてくれたものだと思います。だからこそ、植物性食品をとることが、健康にとって欠かせない要素なのです。

加えて、抗酸化作用のある栄養素のなかでも不足しがちなビタミンB群やビタミンC、ビタミンEなどは、サプリメントで補ってもいいでしょう。ただし、**むやみに飲んではいけません。**これらが体の脂肪部分に溶け込んで蓄積されると、しだいに濃度が高まり、逆に活性酸素の産生を高めたり、ほかの解毒に関わる酵素の働きを阻害したりする危険もあります。

体に良いものも、過ぎれば毒であることは、お酒と同じなのです。

健康は自然がくれる

自然に親しむと、なぜか免疫力が上がる

以前、東京の証券会社に勤めるビジネスマン30名を対象に、ＮＫ細胞の活性化を見る〝免疫実験〟を行ったことがあります。

彼らを長野県に連れて行って、３日間、森林浴を楽しんでもらい、行く前と後でどのくらい免疫力が違うかを調べたのです。

すると、長野で自然に親しんでいるときのほうが、ずっと免疫力が高いことがわかりました。しかも、東京に帰って来ても、１週間くらいその免疫力を維持できたのです。

この実験から私は、**「自然に親しむと人間の免疫力は上がる」**と結論づけました。森林のなかのいろんな物質が細胞を刺激するとか、諸説ありますが、理由はよくわかりません。しかし、「1万年前の暮らしをする」ことが、免疫力をトータルで上げていくのだと思います。

学会で私がこのことを発表しますと、

「それは当たり前ではありませんか？　みんな、東京で忙しく働くのをやめて、3日間遊んできたから、ストレスが減ったのでしょう」

という意見が出ました。

それならばと、今度は同じ30人に3日間、ホテルニューオータニで遊んでもらいました。しかし、免疫力はいっこうに上がらなかったのです。

理由は判然としないものの、人間の免疫力は自然に親しむと上がることだけはたしかです。だから、みなさんも週末の休みや連休、夏休みなどを利用して、大いに自然に親しんでください。都会に戻っても1週間くらいは高い免疫力が維持されるので、できれば週に1回くらいは自然と親しむ時間を持っていただきたいと思います。

私自身、東京で忙しくしていると、気分が憂鬱になったり、体調が思わしくなかったりすることがあります。免疫力が落ちているのでしょう。そんなときにインドネシアなどの未開の地に行ったり、温泉でのんびり過ごしたりすると、すぐに元気が回復します。

そんなふうに自然と親しむことで、「生物としての自分」を取り戻すよう努めることも、大事な健康管理でしょう。

●――大切にしたい自然観――「山川草木国土悉皆成仏」

免疫に対する考え方は、変化してきました。

昔は免疫を「人が病気から免れるためのもの」と考えました。そもそもの始まりは、天然痘ワクチンの開発者として知られるエドワード・ジェンナーが「乳搾りの女性は牛痘にはかかるけれど、天然痘にかからない」ことに注目したこと。そこから、牛痘にかかった人の手にできる水ぶくれのなかの液体が、何らかの方法で病気になるのを防いでいると考えたのです。

そうして天然痘ワクチンが開発され、「免疫＝予防接種」という概念が形成されたわけです。

その後、免疫は「異物を認識し排除する」ためのものと考えられるようになりました。人間の体には異物が体内に侵入したときに特異的な抗体を形成するシステムがあり、予防接種だけが病気を予防するのではないからです。

しかし、その考え方に、私は違和感を覚えます。なぜならば、**人間の体にとっては腸内細菌も寄生虫も異物であり、彼らを排除することが必ずしも病気の予防にはつながらないからです。**

いままでお話ししてきたように、「汚いものを排除する」という清潔衝動が強すぎるばかりに、アトピーをはじめとするアレルギーや自己免疫疾患、心の病などに悩む人が増えてきたのです。

「人間は寄生虫や細菌、ウイルスなどの微生物とうまく共生する、そのための機構が免疫である」

私はそう考えています。その共生がうまくいけば、人間は病気にもアレルギーにもガンにもならないし、生きる力も出てくるのだと思うのです。

本書の最後を締め括って、日本人が大切にしてきた自然観に通じる、仏教の言葉をご紹介しましょう。

「山川草木国土悉皆成仏（さんせんそうもくこくどしっかいじょうぶつ）」――。

端的に言うと、「山、川、草、木、国、土……あらゆる生き物はすべて成仏する」という意味です。言い換えれば、「生きとし生けるものすべての命を尊ぶ」自然観を表しています。

日本人は昔から、生き物に対して優しく接していました。

たとえば江戸時代、駕籠（かご）かきは道に寝そべる犬をよけて走り、乗っていた西洋人を大いに驚かせたそうです。「蹴飛ばして走ればいいじゃないか」とそのとき西洋人は思ったそうです。

また、小林一茶の「やれ打つな　蝿が手をする　足をする」といった句のように、虫の類の小さな生命をも慈しみました。お腹の虫だってともに生きる仲間と考えていたことは前に述べた通りです。

もちろん、人間同士はいたわり合うのが当たり前です。「自分さえよければいい」という考え方がはびこってきたのは、ごく最近のことでしょう。

日本人はいまこそ、「山川草木国土悉皆成仏」という自然観に立ち返って、自らの健康を守っていかなくてはいけません。

寄生虫や腸内細菌などを「汚い」と排除せずに、彼ら異物とうまく共生することを考えながら、免疫システムを整えていく。それが、アレルギーにもガンにも負けない強い体をつくることなのです。

本作品は当文庫のための書き下ろしです。

藤田紘一郎（ふじた・こういちろう）

一九三九年、中国東北部（旧満州）に生まれる。東京医科歯科大学医学部を卒業し、東京大学大学院医学系研究科博士課程を修了。医学博士。金沢医科大学教授、長崎大学教授を経て、東京医科歯科大学大学院教授を経て、現在は同大学名誉教授。人間総合科学大学教授。専門は寄生虫学と熱帯医学、感染免疫学。一九八三年に寄生虫体内のアレルゲン発見で小泉賞を受賞。二〇〇〇年にヒトATLウイルス伝染経路などで日本文化振興会社会文化賞および国際文化栄誉賞を受賞。

主な著書に『万病を防ぐ「水」の飲み方・選び方』（講談社+α文庫）、『子どもの「免疫力」を高める方法』（PHP研究所）、『ウンココロ』（共著・実業之日本社）、『水の健康学』（新潮選書）、がある。

だいわ文庫

アレルギーの9割は腸で治る！
クスリに頼らない免疫力のつくり方

著者　藤田紘一郎

二〇一一年二月一五日第一刷発行
二〇二五年二月二〇日第二三刷発行

発行者　佐藤 靖
発行所　大和書房
東京都文京区関口一－三三－四 〒一一二－〇〇一四
電話 〇三－三二〇三－四五一一

装幀者　鈴木成一デザイン室
本文デザイン　福田和雄（FUKUDA DESIGN）
編集協力　千葉潤子
本文印刷　シナノ印刷
カバー印刷　山一印刷
製本　小泉製本

ISBN978-4-479-30324-4
乱丁本・落丁本はお取り替えいたします。
http://www.daiwashobo.co.jp